2018 개정판

해부·병태생리로 이해하는

SN 성인간호학

STEPS TO ADULT HEALTHY NURSING

포인트 리뷰 Ⅳ 소화기

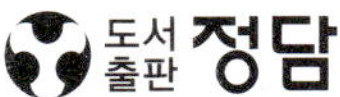

해부·병태생리로 이해하는

SN 성인간호학

포인트 리뷰 Ⅳ 소화기

인쇄 / 2018년 1월 20일
발행 / 2018년 1월 30일

발행인 김정찬
편집기획 손지현
편집디자인 최민수

발행처 도서출판 정담
주소 서울특별시 송파구 송이로17길 50-27
(가락동 13-10) 2층
전화 02-443-2791
팩스 02-430-7370
홈페이지 www.jdb.co.kr
등록 제 22-135호

정가 15,000원
ISBN 978-89-8085-850-7
978-89-8085-835-4(set)

의학편저자 머리글

의학이라는 험산준령에서도 그 본령을 이루는 것이 내과학이라고 할 수 있다.

내과학은 거대한 퍼즐이다. 양적으로나 내용적으로도 결코 만만치 않은 분야이다. 여러분들이 그동안 배워온 해부학, 조직학, 생리학, 생화학, 약리학, 병리학 등의 각종 기초학 지식들을 머릿속에서 퍼즐처럼 맞추어 임상현장에서 적용하기 위해서는 암기보다 질환에 대한 이해가 우선시되어야 한다.

결국 임상현장에서의 적용은 단순한 암기만으로 도달할 수 있는 경지가 아니다. 인체와 질병에 대한 기초의학에서 배웠던 모든 지식을 임상적인 지식에 접목시키고 그것을 다시 환자에 적용시킬 수 있는 수준으로 끌어올리기 위해서는 질병을 종합적으로 이해해야만 한다.

의과대학 본과생들 가운데는 참고서의 모든 것을 달달 외우려 했던 학생들도 더러 있었다. 그러나 아무리 기억력이 우수하다고 해도 암기만으로는 모든 내용을 기억할 수도 없으며, 아무런 연관성도 없는 의학용어의 나열만 암기한다고 해서 그 노력만큼 성적이 따라주지도 않았다.

이렇게 된 가장 큰 원인은 그들이 기초의학을 제대로 이해하지 못하였고 이를 임상의학과도 융합시키지 못했기 때문이다. 정상적인 인체의 구조, 생리, 병리에 대해서 잘 알지 못하면 각종 질환이 어떻게 초래되는지도 이해하기 힘들기 때문에 결국에는 책 속의 모든 내용을 외우려고 하는 악순환에 빠져버리는 것이다.

그렇다면 어떻게 해야 할까?

현실적으로 학교에서 임상의학을 공부하면서 다시 기초의학을 처음부터 공부한다는 것은 너무 어려운 일이다. 그렇기 때문에 기본으로 돌아가 그동안 공부했던 기초의학인 해부생리와 병태생리를 질환과 연계하여 다시 정리할 수 있도록 공부해야 한다.

이 책은 그동안 공부해왔던 인체의 해부학, 조직학, 생리학, 병리학 등의 각종 지식들을 리뷰할 수 있도록 간결하면서도 꼼꼼하게 서술하고 있다.

인체의 어떤 부위에서 어떠한 원인과 기전에 의해 질환이 발생하는지 이해하기 쉽도록, 또한 다양한 질환의 진단·증상·검사·치료 등에 대한 각각의 핵심내용을 명확하게 파악할 수 있도록 그림과 사진을 적절하게 활용하여 요점을 간결하게 서술하였다.

그렇기 때문에 이 책으로 공부하면 질환에 따른 병태생리와 증상, 치료 및 간호 모든 부분이 저절로 퍼즐이 맞춰지듯이 이해될 것이며, 따라서 자연스레 암기할 내용도 확연히 줄어들 것이다. 그리고 당연히 임상실습과 국시에도 반드시 필요한 지침서가 될 것이다.

2018년 편저자 일동

간호감수자 머리글

병원간호사회는 미래의 간호사인 학생들의 학습에 도움을 주기 위하여 정담 출판사에서 요청한 <성인간호학>의 간호관리와 포인트 리뷰 부분을 감수하기로 결정하였다. 감수과정에서 간호 파트 내용의 오류를 정정하였고 또한 간호 과정에서 누락된 핵심내용을 보충하여 감수하였다.

간호 과정(Nursing Process)의 목적은 환자의 질병을 올바르게 이해하고 질병의 치유 및 회복 과정에 따라 환자의 신체적·정신적·사회적 문제를 해결하는 과정에 초점을 맞추는 것이다.

학생들이 교재를 통해 학습된 간호 과정을 임상 현장에서 실제로 어떻게 적용하면 좋을지 판단하는 것은 매우 어려운 일이다. 이 교재에서는 학생들이 체계적으로 간호과정을 적용하기 위하여 간호 과정의 흐름을 한눈에 파악할 수 있도록 간호문제, 간호진단, 간호목표, 간호수행 항목을 일목요연하게 정리하여 실었다.

또한 포인트 리뷰의 '셀프 복습문제'를 통해 스스로 리뷰할 수 있도록 하였고, 이 리뷰가 끝난 뒤 '핵심 정리 문제'를 풀면서 향후 국시를 위한 확실한 길라잡이가 될 수 있도록 하였다. 뿐만 아니라 임상실습에서도 학생들은 환자 개개인의 간호문제에 따른 간호과정을 쉽게 적용할 수 있게 되어 학습효과를 더욱 실감할 수 있을 것이다.

이 교재가 성인간호학의 주요 참고도서로 폭넓게 사용할 수 있을 것으로 생각하며 감수 글을 마감한다.

2018년 감수자 일동

편저·감수 명단 (가나다순)

의학편저

김세규
연세대학교 의과대학 호흡기내과

김준명
연세대학교 의과대학 감염내과

문영명
연세대학교 의과대학 소화기내과

이꽃실
관동대학교 의과대학 감염내과

이수곤
연세대학교 의과대학 결합조직내과

정남식
연세대학교 의과대학 심장내과

고윤웅
연세대학교 의과대학 혈액내과

차봉수
연세대학교 의과대학 내분비내과

최규헌
연세대학교 의과대학 신장내과

최일생
연세대학교 의과대학 신경내과

홍천수
연세대학교 의과대학 면역·알레르기내과

간호감수

김연희
서울아산병원 간호부원장

박희라
경희대병원 간호팀장

오경환
세브란스병원 간호수석부장

이명해
경희대병원 간호본부장

이순행
서울아산병원 간호팀장

이창숙
단국대병원 UM

장창섭
서울대병원 수간호사

조문숙
분당서울대병원

최경옥
서울성모병원 간호부장

일러두기

공부를 시작하기 전에 우선 이 책이 어떤 방식으로 구성되어 있는지 알아보도록 하자.

질환별 간호관리

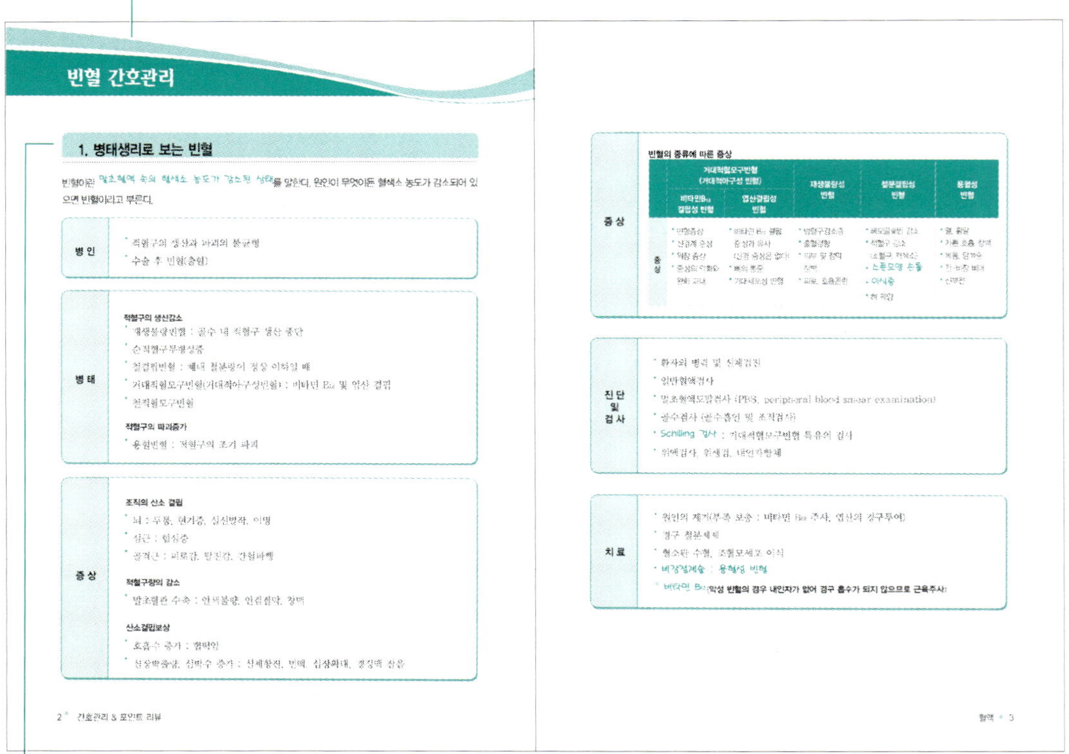

빈혈 간호관리

1. 병태생리로 보는 빈혈

빈혈이란 말초혈액 속의 혈색소 농도가 감소된 상태를 말한다. 원인이 무엇이든 혈색소 농도가 감소되어 있으면 빈혈이라고 부른다.

병 인	• 적혈구의 생산과 파괴의 불균형 • 수술 후 빈혈(출혈)
병 태	**적혈구의 생산감소** • 재생불량빈혈 : 골수 내 적혈구 생산 중단 • 순적혈구무형성증 • 철결핍빈혈 : 체내 철분량이 정상 이하일 때 • 거대적혈모구빈혈(거대적아구성빈혈) : 비타민 B_{12} 및 엽산 결핍 • 철적혈모구빈혈 **적혈구의 파괴증가** • 용혈빈혈 : 적혈구의 조기 파괴
증 상	**조직의 산소 결핍** • 뇌 : 두통, 현기증, 실신발작, 이명 • 심근 : 협심증 • 골격근 : 피로감, 탈진감, 간헐파행 **적혈구량의 감소** • 말초혈관 수축 : 안색불량, 안검결막, 창백 **산소결핍보상** • 호흡수 증가 : 헐떡임 • 심장박출량, 심박수 증가 : 심계항진, 빈맥, 심장확대, 경정맥 잡음

증 상	**빈혈의 종류에 따른 증상** 거대적혈모구빈혈(거대적아구성 빈혈): 비타민B_{12} 결핍성 빈혈, 엽산결핍성 빈혈 / 재생불량성 빈혈 / 철분결핍성 빈혈 / 용혈성 빈혈 • 스픈모양 손톱 • 이식증
진단 및 검사	• 환자의 병력 및 신체검진 • 일반혈액검사 • 말초혈액도말검사 (PBS, peripheral blood smear examination) • 골수검사 (골수흡인 및 조직검사) • Schilling 검사 : 거대적혈모구빈혈 특유의 검사 • 위액검사, 위생검, 내인자항체
치 료	• 원인의 제거(부족 보충 : 비타민 B_{12} 주사, 엽산의 경구투여) • 경구 철분제제 • 혈소판 수혈, 조혈모세포 이식 • 비장절제술 : 용혈성 빈혈 • 비타민 B_{12}(악성 빈혈의 경우 내인자가 없어 경구 흡수가 되지 않으므로 근육주사)

① 병태생리로 보는 질환

앞서 공부했던 질환의 핵심내용을 정리하여 한눈에 살펴볼 수 있도록 간결하게 서술하였다.

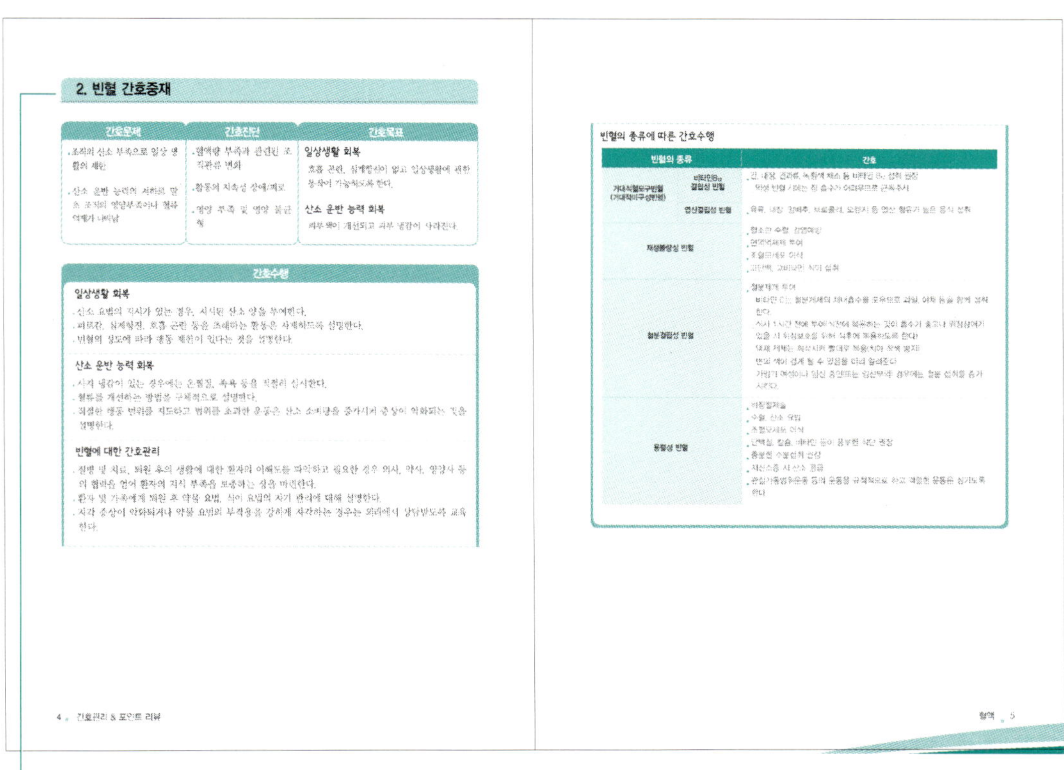
2. 빈혈 간호중재

간호문제	간호진단	간호목표
• 조직의 산소 부족으로 일상 생활의 제한 • 산소 운반 능력의 저하로 말초 조직의 영양부족이나 혈류 억제가 나타남	• 혈액량 부족과 관련된 조직관류 변화 • 활동의 지속성 장애/피로 • 영양 부족 및 영양 불균형	**일상생활 회복** 호흡 곤란, 심계항진이 없고 일상생활에 필요한 동작이 가능하도록 한다. **산소 운반 능력 회복** 피부 색이 개선되고 피부 냉감이 사라진다.

간호수행

일상생활 회복
- 산소 요법의 지시가 있는 경우, 지시된 산소 양을 투여한다.
- 피로감, 심계항진, 호흡 곤란 등을 초래하는 활동은 사제하도록 설명한다.
- 빈혈의 정도에 따라 행동 제한이 있다는 것을 설명한다.

산소 운반 능력 회복
- 사지 냉감이 있는 경우에는 온찜질, 족욕 등을 적절히 실시한다.
- 혈류를 개선하는 방법을 구체적으로 설명한다.
- 적절한 행동 범위를 지도하고 범위를 초과한 운동은 산소 소비량을 증가시켜 증상이 악화되는 것을 설명한다.

빈혈에 대한 간호관리
- 질병 및 치료, 퇴원 후의 생활에 대한 환자의 이해도를 파악하고 필요한 경우 의사, 약사, 영양사 등의 협력을 얻어 환자의 지식 부족을 보충하는 장을 마련한다.
- 환자 및 가족에게 퇴원 후 약물 요법, 식이 요법의 자기 관리에 대해 설명한다.
- 자각 증상이 악화되거나 약물 요법의 부작용을 강하게 자각하는 경우는 외래에서 상담받도록 교육한다.

4 간호관리 & 포인트 리뷰

빈혈의 종류에 따른 간호수행

빈혈의 종류		간호
거대적혈모구빈혈 (거대적아구성빈혈)	비타민B_{12} 결핍성 빈혈	[illegible]
	엽산결핍성 빈혈	[illegible]
재생불량성 빈혈		[illegible]
철분결핍성 빈혈		[illegible]
용혈성 빈혈		[illegible]

혈액 5

② 질환별 간호중재
질환에 따른 간호문제, 간호사정, 간호진단, 간호목표, 간호수행 등을 한눈에 볼 수 있도록 표로 정리하여 임상실습에 적용이 되도록 하였다.

질환별 포인트 리뷰

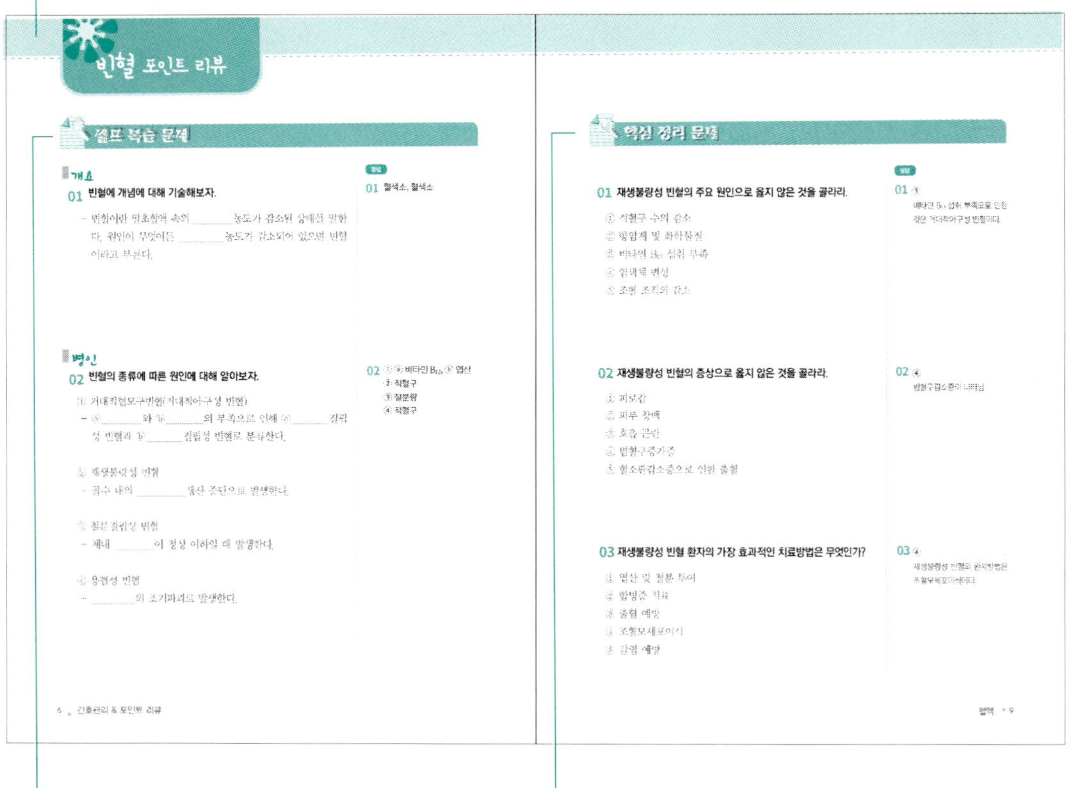

① 셀프 복습 문제

간단한 문답식 문제를 통해 간호관리에서 정리했던 내용을 다시 되새겨 복습하고 확실하게 기억할 수 있도록 하였다.

② 핵심 정리 문제

실제 시험 문제에 출제되었던 문제들의 요점만을 모아 질환별로 재구성했다. 핵심정리된 문제를 풀면서 지금까지 공부해왔던 내용을 다시 한 번 점검해볼 수 있으며 국시에도 대비할 수 있다.

차례 포인트 리뷰

포인트 리뷰

소화기

소화기

식도이완불능증 간호관리

1. 병태생리로 보는 식도이완불능증

식도 이완불능증은 식도의 하부 2/3의 연동운동이 소실되고 하부 식도괄약근 이완에 장애가 생기는 질환이다. 하부식도(lower 1/3 부위)에는 역류를 방지하기 위한 기전이 있다. 즉, 하부식도의 압력을 높임으로써 역류를 방지한다. 압력의 원천이 되는 근육을 하부식도괄약근(lower esophageal sphincter)이라고 하며, 그 압력을 LES pressure라고 한다.

역류를 방지하기 위한 LES pressure는 보통 20mmHg 전후인데, 삼킬 때에는 이 압력이 낮아진다. 그러나 식도이완불능증에서는 LES pressure가 올라간 상태를 유지한다.

즉, 연하 시 LES가 정상적으로 이완하지 못하여 음식물이 내려가지 못하는 상태를 식도이완불능증이라고 한다.

병인 및 원인	• 정확한 원인이 규명되지는 않았지만 Auerbach's plexus에 변성이나 소실이 일어나 신경지배를 받지 않게 된 LES가 자율적으로 수축하여, 연동운동이나 반사적 이완 같은 기능적인 운동을 하지 않게 되는 것이다. • 식도 하부 2/3 지점 근육 손상

병 태	• 젊은 사람에게 많이 발생한다(30~40세). • 차가운 액체를 마시기 힘들다. • 식도암 발생빈도가 7~10배 정도 높다. • 하부식도(lower 1/3부위)의 협착과 근위쪽의 확장

증 상	• 연하곤란 • 음식물 역류 • 흉통

진단 및 검사	• 식도조영술(바륨 연하검사) • 식도내압측정검사(LES 압력 상승 : >40mmHg) • CCK test • 상부위장관내시경 검사

치 료	**내과적 치료** • 약물요법 – 하부식도 괄약근의 이완과 식도압력 감소 : 항콜린제(칼슘 차단제) – 아질산제 – 항콜린 제제 및 교감신경 제제의 작용 : LES를 약화시키고 평활근을 이완시켜서 음식이 통과할 수 있도록 돕는다. • 몹시 뜨겁거나 차가운 음식 자제 **내시경적 치료** • 풍선확장술 • 보툴리눔 독소 주입법 • 경구내시경근층절개술(PerOral Endoscopic Myotomy, POEM) **외과적 치료** • Heller의 하부식도 근육층 절개술

2. 식도이완불능증의 간호중재

간호사정	간호진단	간호목표
• 연하곤란/삼킴곤란과 고체, 액체의 역류와 같은 이완불능증의 초기 징후와 관련하여 가슴통증이 있는지 사정한다. • 구취의 원인이 될 수 있는 음식의 섭취여부를 사정한다. 타액과 음식의 폐흡인으로 인해 초래된 이차적인 우발음을 확인하기 위하여 폐를 청진한다. • 일상의 체중을 기록해야 하고, 연하곤란으로 인한 체중 감소와 비교한다. • 환자에게 이전에 식도수술을 한 적이 있는지 연하곤란을 초래할 수 있는 손상이 있는지에 대하여 질문한다.	• 연하장애와 관련된 영양부족 • 위 역류와 관련된 통증 • 수술 전 준비와 수술 후 간호에 대한 지식부족 • 튜브삽입과 관련된 영양부족 및 피부손상 위험성 • 수술 절차와 흉관 삽입으로 인한 기흉/공기가슴증	**내과적 관리** • 최적의 효과는 이완불능증이 내과적으로 조절되고 영양상태가 유지되는 것이다. 만약 대상자의 증상이 내과적 치료로 조절되지 않으면 수술을 한다. **외과적 관리** • 외과적 관리의 바람직한 결과는 영양상태를 적절하게 유지하고 수술로 대상자의 상태가 회복되는 것이다. • 식도가 완전히 치유된 다음에 정상 식이를 한다. • 대상자나 가족이 수술 후 적어도 6주간 튜브로 영양공급을 계속할 수 있어야 한다.

간호수행

내과적 관리

1. 연하장애와 관련된 영양부족

- 인두저부와 구강으로의 음식과 액체의 역류는 환자가 침대 머리를 올리거나 **반좌위**를 취하면 예방할 수 있다.
- 꽉 조이는 옷은 피한다.
- 음식 투여 후 1시간 동안 침대머리를 30° 상승시킨다.
- 음식물 투여 후 미지근한 생리식염수나 30~50cc의 물을 섭취하도록 한다.
- 식사하는 동안 식도에 작용하는 압력을 감소시키기 위해 체위 변경을 한다.
- 연하곤란이 계속되면 영양공급을 위하여 위장관 튜브, PEG 튜브나 PEJ 튜브를 삽입한다.
- 뜨거운 액상의 음식보다는 약간 부드러운 음식이 더 좋다.
- 한 번에 많이 먹는 것보다 소량씩 여러 번에 나눠서 먹는다.

2. 위 역류와 관련된 통증

- 통증은 약물(제산제, 히스타민 수용체 길항제, proton pump 억제제 등)과 식이나 자세변경으로 감소되거나 완화시킬 수 있다.

외과적 관리

1. 식도근 절개술을 시행할 경우의 간호는 다음과 같다.

- 대상자는 밤에 금식하도록 하고, 정맥투여, 수술 전 투약 등 수술 전 절차에 대해 교육한다.

2. 수술절차와 가슴림프관 삽입과 관련된 공기가슴증

- 식도 확장 후 체온의 상승이나, 가슴이나 어깨의 통증 혹은 피하 기종과 같은 천공의 증상을 관찰한다.
  - 천공을 나타내는 증상인 종격동에 공기가 있는지 확인하기 위해 X선을 촬영한다.
  - 식도근 절개술 후 개흉술 절개와 함께 흉관이 삽입된다.
  - 흉관 배액과 위장관 튜브와 위배액관의 유지 및 대상자의 통증관리 간호를 제공한다.

3. 풍선 확장술, 식도근절개술 실시

- 풍선 확장술에서는 2~6%의 확률로 천공의 가능성이 있으며, 일반적으로 풍선 확장술을 세 번 이상 실시한 후에도 증상이 지속되거나 재발이 되면 식도근절개술을 시행한다.

4. 풍선확장술 이후의 간호

- 식도 확장술을 할 경우 다음과 같은 내용을 대상자에게 교육한다.
  - 대상자가 식도 확장술을 받게 되면 시술 시 환자가 움직이면 안 되므로 가벼운 수면진정상태를 유지할 것이라고 설명한다.
  - 국소마취 용액이 목에 뿌려지고 진통제나 정온제가 투여될 수 있다.
  - 소식자(bougie)가 통과되는 동안 길고 느리게 숨을 쉬어야 한다.

간호수행 PLUS

1. 바륨연하 검사 전후 간호

1) 검사를 위해 대상자가 삼킬 수 있는 소량의 바륨과 다양한 형태의 음식을 준다.
2) 검사 전에 금식상태를 유지한다. 장시간 금식을 해야 한다고 예상되면, 정맥으로 수액을 공급한다.
3) 검사 동안 삼키는 데 어려움이 있는지에 대해 관찰한다.
4) 검사 후 검사 결과를 평가할 때까지 금식해야 한다.
5) 만약 식이의 변경이 필요하다면 적절한 영양을 공급하기 위해서 정규 영양사와 언어치료사, 또는 두 사람 모두와 상담하여 식단을 계획한다.

2. 식도내압측정 검사 전후 간호

1) 대상자에게 검사과정을 설명하고 검사 전 6~8시간 동안 금식하게 한다. 검사는 약 60분 소요된다.
2) 물을 조금씩 마시도록 하면서 근육이 이완하고 수축하는 동안 식도의 압력을 기록한다.
3) 검사 후 장관을 제거한다. 의사는 결과에 따라 약물이나 식이를 변화시키도록 한다.

식도이완불능증 포인트 리뷰

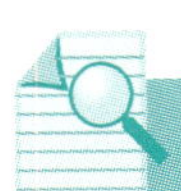

셀프 복습 문제

정의

01 식도하부 2/3의 운동성 소실로 ________이 정상적으로 ________하지 못하여 발생하는 질환이다.

02 하부 식도 수축 시 식도의 ________없이 수축이 동시에 이루어진다.

03 하부식도괄약근의 ________이 높고 연하 시에도 이완되지 않는다.

04 하부식도괄약근이 협착되어 ________에 음식물과 수분이 축적된다.

05 ________대에 호발한다.

증상

06 식도이완불능증의 대표적인 증상은 무엇인가?

____

진단 및 검사

07 식도이완불능증의 진단 검사에는 어떤 것이 있는가?

________, ________, ________, ________

정답

01 하부식도괄약근(LES), 이완

02 연동운동

03 압력

04 식도 하부

05 30~40

06 연하곤란
* 그 외의 증상 : 음식물 역류, 흉통

07 바륨 연하 검사, 상부위장관 내시경 검사, 식도 내압측정 검사, CCK test

검사소견

08 식도이완불능증의 검사 소견에 대해 기술해 보자.

① 하부식도 괄약근의 압력이 __________되어 있다.
② 바륨 연하검사 시 식도의 __________이 소실되고 ________이 동시에 일어난다.

치료 및 간호

09 항콜린 제제 및 교감신경 제제의 작용
:________를 약화시키고 ________을 이완시켜서 음식이 통과할 수 있도록 돕는다.

10 식도이완불능증의 치료에 대해 기술해보자.

① 외과적 치료 : __________________
② 내시경적 치료 : __________, __________, __________

11 간호수행

① 음식 투여 후 ______시간 동안 침대머리를 ______시킨다.
② 뜨거운 액상 음식보다는 약간 ________음식이 좋다.
③ 한 번에 많이 먹는 것보다 __________먹도록 한다.

정답

08 ① 상승
② 연동운동 파동, 수축

09 LES, 평활근
※콜린 제제 : 장관운동의 긴장력을 증가시키고 LES를 약화시킨다.

10 ① Heller 하부식도 근육층 절개술
② 풍선확장술, 보툴리눔독소 주입법, 경구내시경근층절개술

11 ① 1, 30° 상승
② 부드러운
③ 소량씩 여러 번 나눠

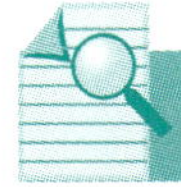

핵심 정리 문제

01 다음 중 식도이완불능증에 대한 설명으로 옳지 않은 것은?

① 젊은 남성에게서 자주 발생한다.
② 식도 하부 평활근 2/3의 연동운동이 소실된다.
③ 연하곤란, 가슴앓이 등이 나타난다.
④ 역류로 인한 기도흡인 및 기관지 합병증이 나타난다.
⑤ 칼슘차단제, 항콜린성 제제 등으로 식도 압력을 낮춘다.

02 식도이완불능증의 진단 검사로 옳지 않은 것은?

① 식도조영술
② 흉부 X-선 검사
③ CCK test
④ 식도 내압 검사
⑤ 24시간 식도 내 pH 측정

03 식도이완불능증의 식도내압 검사에서 볼 수 있는 결과가 아닌 것은?

① 연하 시 하부 식도조임근이 정상적으로 이완하지 못한다.
② 추진력이 손상되고 하부 식도조임근이 협착된다.
③ 하부식도 수축 시 식도의 연동운동 없이 수축이 동시에 이루어진다.
④ 식도 평활근부위의 수축강도가 낮고 하부식도조임근의 압력이 낮다.
⑤ 하부식도조임근의 압력이 높고 연하 시에도 이완되지 않는다.

정답

01 ①
30~40대의 남녀에 일정한 비율로 나타난다.

02 ⑤
역류성 식도염의 진단 검사이다.

03 ④
전신성 피부경화증에서 나타난다.

식도암 간호관리

1. 병태생리로 보는 식도암

식도암의 경우, 연하곤란은 종양이 커지지 않으면 나타나지 않는다. 조기에는 증상이 확실하지 않은 것이 특징이며, 종양이 커져 내강을 막게 되면 연하곤란(삼킴곤란)이 나타난다. 식도이완불능증과 달리 고형물에 대한 연하곤란이 뚜렷하다.

병 인	**편평상피암 SCC** • 흡연 및 음주(식도암 발생률을 6배 증가시킴) • 발암물질(질소화합물 등) • 물리적 요인에 의한 점막 손상(뜨거운 음식이나 음료, 부식 식도염 등) • 식도이완불능증 **선암종** • 위 식도 역류 • 식도염, 식도 궤양, • 비만
병 태	• 식도점막상피에 암이 발생 • 식도협착 • 주로 식도 중간 및 하부 2/3 지점에서 발생 • 식도의 풍부한 림프관 분포로 인해 식도종양은 국소적 성장이 빠르며 조기 전이가 흔하다. • 합병증 : 기관식도루, 반회후두신경마비
증 상	• 연하곤란(초기에는 고형식, 후기에는 타액 연하곤란이 나타남), 구토, 구역질 • 음식물의 역류 • 가슴쓰림, 체중감소 • 쉰목소리, 기침, 빈혈 *** 수술 후 합병증** – 폐합병증(가장 많다) – 봉합부전(농흉) – 반회 후두신경(쉰목소리) – 흉관/가슴림프관(유미흉)

진단 및 검사	**검사** • 식도조영술(바륨) • 상부위장관내시경 • 상부위장관 초음파내시경 • 흉부 CT검사 • PET-CT • 생검

치료	**수술요법** • 내시경적 점막하박리술(ESD) • 식도절제술 **방사선요법** **항암화학요법** **대증요법** • 식도 스텐트 삽입술

2. 식도암의 간호중재

간호문제	간호진단	간호목표
• 수술 후 순환 부전 및 봉합 부전		**순환 부전 및 봉합 부전 예방** • 순환 운동이 안정되도록 한다. • 순환 장애 현상을 조기에 발견하도록 한다. • 봉합 부전을 조기에 발견토록 한다. 봉합부전의 발생 원인을 제거한다. • 봉합 부전을 중증화시키지 않도록 한다.
• 식도 협착에 의한 삼킴 장애나 식욕 부진으로 식사 섭취량 감소	• 불충분한 영양 섭취로 인한 영양부족	**영양 상태 회복** • 영양 상태의 유지 및 개선이 가능토록 한다. • 섭취 가능한 음식을 선택하고 섭취할 수 있도록 한다. • 경구 섭취가 불가능하다면 적절한 방법으로 영양 상태를 유지할 수 있도록 한다.
• 수술 후 호흡 억제나 분비물의 증가에 의한 호흡 기능 저하	• 비효율적인 호흡양상	**호흡 기능 회복** • 호흡기 합병증이 발생하지 않고, 호흡 상태가 안정되도록 한다. • 수술 전 : 호흡기 합병증 발병 위험이 높은 것을 이해하고 금연과 호흡 연습의 실시에 의해 호흡 기능을 높일 수 있다. • 수술 후 : 효과적인 기침에 의해 기도 내 분비물을 배출시킬 수 있다. 호흡기 합병증의 징후를 조기에 발견하여 대응할 수 있다.
• 수술에 의한 침습이 크고 신체적, 정신적 고통이 크다.	• 고통으로 인한 안락장애	**수술에 의한 통증 경감** • 수술에 의한 통증을 완화하여 신체적·정신적으로 안정이 된 상태에서 지낼 수 있도록 한다. • 상처의 통증이 적절히 조절되도록 한다. • 필요 이상으로 신체 움직임이 제한되는 일 없이 2차 장애가 예방된다. • 병의 상태나 현재의 상황, 향후의 전망에 대한 걱정이나 불안이 표현되도록 한다.

간호수행

순환 부전 및 봉합 부전 예방

- 지시에 따라 수액 및 이뇨제 등을 사용하여 순환 혈액량의 안정을 도모한다.
- 경비위관에서 효과적으로 배수될 수 있도록 관리한다.
- 식도절제술 후 가장 먼저 기도 유지 및 개구부 주위의 상처보호에 유의해야 한다.
- 완전 정맥 영양(TPN)이나 장을 경과하는 영양을 관찰하여 영양 상태를 유지·개선한다.
- 처방에 따른 산소 유량을 유지한다.
- 세미 파울러 체위(Semi-Fowler's position)를 취하고 수술 부위가 펴지지 않도록 한다.

영양 상태 회복

1) 수술 전

- 사망률을 감소시키기 위해 수술 2, 3주 전부터 구강이나 튜브식이, 장관영양을 통해 영양을 충분히 공급한다.

2) 수술 후

- 대상자의 체중, 수분과 전해질의 균형상태를 관찰한다.
- 물부터 구강 섭취로 시작하여 유동식이나 죽 등으로 식사의 형태를 바꾸고 환자의 기호에 맞춘 식사를 제공한다.
- 고칼로리, 고단백질 음식을 섭취하게 한다.
- 너무 뜨거운 것, 찬 것, 자극성 음식은 피한다.
- 섭취만으로는 필요한 영양량이 부족한 경우나 경구 섭취가 불가능한 경우에는 TPN이나 장을 통하여 영양을 공급하고 이러한 영양공급의 필요성과 유의점에 대해 설명한다.
- 식사 후에 1시간 동안 좌위나 반좌위를 취하게 한다.

호흡 기능 회복

1) 수술 전

- 호흡 운동(입을 오므리는 호흡, 복식 호흡)과 호흡 훈련기구의 활용
- 기침, puffing 등의 가래 뱉는 법을 행한다.

2) 수술 후

- 처방된 양의 산소 유량을 유지한다.
- 흡입, 기침도움, 가래 뱉는 방법을 실시하여 객담의 배출을 촉진한다.
  ＊ 전식도 절제술의 경우 횡격막 근처를 절개하므로 기침과 심호흡이 어렵다.
- 자력으로 객담 배출이 불가능한 경우는 의사가 기관지 내시경에 의한 흡인을 행한다.
- 지시된 흡인 압력을 유지하고 드레인이 폐쇄, 굴절되지 않고 효과적인 액체 배출이 되도록 한다.

수술에 의한 통증 경감

- 진통제를 적절히 사용하여 수술 부위 통증을 완화시켜 준다.
- 기침 시에는 수술부위에 진동을 주지 않도록 위에서 눌러 준다.
- 구강 관리, 청소, 생식기 세정 등을 실시한다.
- 하지의 운동, 타인에 의한 운동, 마사지, 탄성 스타킹, 탄력 붕대, 간헐적 공기 압박법 등에 의한 하지정맥 혈전을 예방한다.
- 상·하체 운동의 필요성과 그 방법을 설명한다.

위루형성술 후 관리

- 식도절제술 후 위속에 음식물을 넣기 위해 위루관을 삽입(위루형성술)하여 영양공급을 하게 된 환자는 신체상 변화, 장애로써의 인식, 사회적 소외감 등으로 인한 심리사회적 문제를 경험하게 된다. 다음과 같이 환자의 대응능력 전략을 세운다.
  - 신체 이미지의 변화에 대한 환자의 적응을 평가한다.
  - 수용적 분위기를 제공한다.
  - 사회활동과 지역사회활동을 하도록 격려한다.
  - 환자가 심한 스트레스를 받을 때에는 의사결정을 하지 않도록 한다.

식도암 포인트 리뷰

셀프 복습 문제

개요

01 식도암의 병태생리를 간단히 기술해보자.

① 대부분 식도 중간과 ________에서 발생하며 전형적으로 식도 중간부에 ________이 발생한다.

② __________과 ________는 위험요인으로, 식도암 발생률을 6배 증가시킨다.

③ 식도의 풍부한 __________분포로 인해 식도종양은 국소적 성장이 빠르며 조기에 전이가 흔하다.

정답

01 ① 하부 2/3 지점, 편평상피세포암
② 흡연, 음주
③ 림프관

원인

02 식도암 발생의 위험요인을 나열해보자.

① ____________ ② ______________ ③ ______________

02 ① 뜨거운 음식,
② 과도한 흡연과 음주,
③ Barrett 상피세포

*Barrett 상피세포는 만성적인 위-식도 산성 역류의 극단적인 형태이다. 식도하부 1/3부위의 편평상피세포가 장조직의 상피세포인 원주상피로 대치되는 양성 궤양성 병소로 식도 선암의 원인이 된다(원주상피세포가 산성에 더 강함).

증상

03 식도암의 증상에 대해 알아보자.

① 초기 : _________의 연하곤란

② 후기 : _________의 연하곤란, 영양실조, 체중감소, 빈혈

03 ① 고형식
② 타액

간호

04 식도절제술 후 가장 먼저 시행해야 할 간호내용은?

04 기도유지 및 개구부 주위의 상처보호

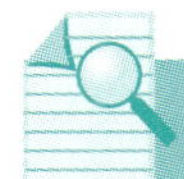

핵심 정리 문제

01 식도암에 대한 설명으로 옳지 않은 것은?

① 대부분 식도 중간부에 편평상피세포암이 발생한다.
② 흡연과 음주는 식도암 발생률을 6배 증가시킨다.
③ 국소성장이 빠르고 초기 전이가 흔하다.
④ 초기에는 증상이 확실하지 않다.
⑤ 일반적으로 선암종이 많이 발생한다.

02 식도암 발생의 위험인자로 옳지 않은 것은?

① 음주
② 흡연
③ 뜨거운 음식
④ 불규칙한 식사
⑤ Barrett 상피세포

03 식도암 환자에게 위루 형성술을 하는 이유는?

① 약물을 주입하기 위해
② 음식물을 공급하기 위해
③ 통증을 완화시키기 위해
④ 산소를 공급하기 위해
⑤ 수액을 주입하기 위해

정답

01 ⑤
대부분 편평상피암이 발생한다.

02 ④

03 ②
위 속에 음식물을 직접 넣기 위해 위에 구멍을 내는 것으로, 연식이나 반연식을 소량씩 섭취하도록 한다.

식도게실(식도곁주머니) 간호관리

1. 병태생리로 보는 식도게실

식도게실(식도곁주머니)이란 식도내강의 일부가 주머니 모양으로 돌출하는 질환을 말한다. 식도게실은 연하곤란을 일으키는 질환으로 취급되었는데, 게실이 상당히 크지 않은 한 연하곤란은 일어나지 않고, 대부분 증상이 없는 상태로 경과한다. 여자보다 남자에게서 발생가능성이 3배 높다. 식도게실의 종류 및 호발부위, 발생 기전에 대해 기억해 두도록 하자.

병인 : 염증, 선천적 결손, 식도 외상, 연하 시 과다한 압력

증상 : 연하곤란, 트림, 소화되지 않은 음식물의 역류, 구취, 입안의 신맛

진단검사 : Esophagograpy, UGI, Barium enema(게실 위치 확인)

＊EGD(상부위장관내시경)는 게실을 천공시킬 수 있으므로 금기

치료 : 수술(인두근육절개술, 게실절개술). 게실을 절개하고 식도 점막을 문합한다.

Zenker 게실	Zenker 게실은 인두에서 식도로 이행하는 부위에 근육으로 완전히 덮이지 않은 부위가 있는데 그 부위에서 발생한다. 이 부위는 압력에 약하므로 압력을 이기지 못하고 돌출하여 게실이 되는 것이다. • 상부 식도(인두식도 이행부)에 생긴다. • 압출성 게실 • 거짓 게실이기 때문에 게실벽에 고유 근육층이 없다.

Rokitansky 게실	Rokitansky 게실은 종격 내의 유착으로 인해 식도벽이 당겨져 생긴 게실을 말한다. • 기관분기부에 생긴다. • 견인 게실 • 진짜 게실 → 게실벽에 고유 근육층이 있다.

횡격막상 게실	횡격막상 게실은 횡격막에서 저항이 약한 곳에 생기는 거짓게실이다. • 횡격막 위에 생긴다. • 내압확장 게실 → Zenker 게실과 같다. • 거짓게실 → 게실벽에 고유 근육층이 없다.

2. 식도게실(식도곁주머니)의 간호중재

간호사정	간호사정	간호목표
•연하곤란, 기침, 인후 불편감, 질식, 음식물 역류에 대한 과거력을 조사한다. •구취가 있는지 평가한다. •평소의 식이습관을 조사한다. •바륨검사로 게실/곁주머니의 위치를 확인한다. * 내시경은 게실을 천공시킬 수 있으므로 시행하지 않는다.	•연하곤란(삼킴곤란)과 관련된 영양부족 •영양결핍으로 인한 체중감소 •수술 절차와 흉관/가슴림프관과 관련된 조직손상 위험성 •수술 창상과 관련된 통증	•식이변화로 문제가 조절된다. •수술하는 경우는 치유가 된 이후에 정상적으로 영양을 섭취할 수 있게 된다.

간호수행

내과적 관리

• 연하곤란과 관련된 영양부족
- 환자에게 맞는 부드러운 반고형식 음식을 소량씩 자주 제공한다.
- 역류 방지를 위해 음식 섭취 후 2시간 동안 침대머리를 올린다.
- 꽉 끼는 옷이나 식후 격렬한 운동은 역류를 초래할 수 있으므로 피한다.

외과적 관리

1) 위장관 튜브 유지
- 수술 후에는 위 내벽의 손상을 막기 위하여 위장관 튜브를 꽂고 낮은 압력을 이용하여 간헐적으로 흡인한다.
- 배액의 색깔과 양을 사정한다.
- 위장관 튜브를 통하여 출혈성 배액이 되는지 외부로 출혈이 되는지 확인한다.
  튜브로 음식이 공급될 때까지 정맥으로 수액을 공급한다.

2) 교육제공
- 수술 후 금식을 해야 한다는 것과 치유될 때까지 위장관 튜브를 삽입하고 있게 된다는 것에 대해 교육한다.
- 수술 후 대상자에게 위관 영양공급, 식이, 그리고 자세에 대하여 교육한다.

3) 안위 증진
- 대상자의 통증을 사정하고, 처방된 진통제를 투여한다.
- 수술 후 목과 가슴 상부의 부종을 감소시키기 위해 침상머리를 30°정도 올려준다.

식도게실(식도곁주머니) 포인트 리뷰

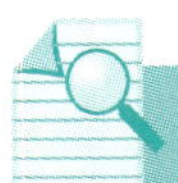

셀프 복습 문제

개요

01 식도게실에 대한 간략한 기전을 설명해 보자.

– 식도벽이 약해져 음식이 식도를 통과할 때 과다한 압력을 받아 식도내강의 일부가 작은 주머니 모양으로 돌출되는 질환이다. 식도점막에 1개 이상의 주머니가 생겨 이곳에 음식물이 고여 있다가 역류하며, ________을 일으킨다.

증상

02 식도게실의 증상에는 어떠한 것들이 있는지 써 보자.

① ________ ② ________ ③ ________ ④ ________

진단

03 다음 중 식도게실의 진단검사로 옳은 것은?

① 바륨 연하검사(upper G–I series)
② 내시경 검사

치료 및 간호

04 식도게실의 치료 및 간호에 대해 기술해보자.

① ________음식을 소량씩 자주 섭취하도록 한다.
② 식후에는 ________한다.
③ ________이 증가하는 행위는 금지한다.
④ 증상이 심한 경우에는 ________, ________을 실시한다.

정답

01 연하곤란

02 ① 연하곤란
② 기침
③ 음식물 역류
④ 트림, 구취 등

03 ① 바륨 연하검사
* 내시경 검사는 천공의 위험이 있으므로 금한다.

04 ① 부드러운
② 침상머리를 높이도록
③ 복압
④ 인두근육절개술, 게실절제술

핵심 정리 문제

01 식도게실의 증상이 아닌 것은?

① 연하곤란
② 트림
③ 구취
④ 천공
⑤ 음식물 역류

02 식도게실의 위치를 확인하는 진단 검사로 옳은 것은?

① 상부위장관 내시경 검사
② X-선 검사
③ 식도조영술
④ 초음파 검사
⑤ 식도내압 측정

03 다음 중 식도게실에 대한 설명으로 옳은 것은?

① 식도 점막에 미란이 생긴다.
② 식도에 종양이 생긴다.
③ 식도벽 일부분이 부풀어 바깥으로 튀어나온다.
④ 위 내용물이 식도로 다시 역류한다.
⑤ 위 분문부가 확대된 식도틈새를 뚫고 흉강 안으로 탈출한다.

정답

01 ④

02 ③
* 천공의 위험이 있으므로 내시경 검사는 금한다.

03 ③
① 역류성 식도염
② 식도 종양
④ 역류성 식도염
⑤ 식도열공탈장 중 미끄럼틈새탈장

역류성 식도염(위식도역류질환) 간호관리

1. 병태생리로 보는 역류성 식도염(위식도역류질환)

위 분문의 형태이상 또는 기능상실로 인해 위의 내용물이 병적으로 식도로 역류하여 여러 가지 증상을 초래하는 병태를 위식도역류질환이라고 한다. 이러한 병태로 인해 하부식도에 나타나는 점막의 발적, 짓무름 등을 역류성 식도염 이라고 한다

병 인	• 식도 하부 괄약근(LES)의 기능저하 • 위산에 의한 식도 점막 손상 • 식도열공탈장 • 분문쪽 위절제술 후 • 흡연, 음주, 고지방 식이, 카페인, 초콜릿, 약물복용(항콜린제 등) • 복압 증가 시 : 비만, 체중 증가, 복수, 임신, 기침 등
병 태	• 위 분문의 형태이상 또는 기능상실(식도로 역류) • 식도의 연동운동 저하 • 식도점막의 장애 • 식도에 염증 발생 • 위산분비 항진 • 역류성 식도염의 발생
증 상	• 가슴쓰림, 연하곤란, 역류, 답답함, 연하통 • 쉰목소리, 만성기침, 인후두 불쾌감 • 등, 목, 턱으로 방사되는 통증 • 불편감 : 무거운 물건을 들 때, 앙와위 자세를 취할 때, 배에 긴장을 가하는 행동 • 식후 20분~2시간 사이에 발생하는 통증 • 제산제나 수분 섭취 시 통증 완화

진 단 및 검 사	**진단** • 자각증상 • 약제(양성자펌프억제제)에 의한 치료적 진단 **검사** • 상부위장관내시경 검사 • 식도내압측정 • 24시간 식도내 pH측정 – 위식도 역류의 확진 – 정상 6.5~7.0, 산역류 시 pH 4.0 이하
치 료	**생활습관 및 식이 관리** • 금주, 금연 • 취침전 음식 섭취 금지 • 베개를 높인다(머리를 10~15cm 상승) • 변비, 비만의 해소 • 혈압약, 심장약의 확인(칼슘길항제, nitrite제는 LES pressure를 감소시키기 때문) **약물요법** • 양성자펌프억제제(PPI) • 위장운동증진제(Prokinetic agent) : 하부식도괄약근 압력 증가, 위장 운동성 증가, 유문 괄약근 이완 • 히스타민 수용체 길항제 • 점막보호제 • 제산제 : 이미 분비된 산을 중화하고 역류 예방(제산제 섭취시 통증 완화) **수술요법** • 역류방지기능향상을 위한 Nissen 수술 • 내시경적 치료 : 미주신경 억제, 괄약근 조임 시술

2. 역류성 식도염(위식도역류질환)의 간호중재

간호문제	간호진단	간호목표
• 흉통, 연하통, 연하곤란에 의한 고통 • 흉통 등의 연하 장애로 인한 식사 섭취량 감소	• 안락장애가 있다. • 고통 및 불안을 호소한다. • 1일 권장 섭취량에 못 미치는 식사 섭취를 호소한다.	• 식도 점막 장애로 인한 통증이나 불쾌감 개선 • 식사 형태를 연구하여 필요한 영양을 섭취할 수 있다. • 식사 섭취 방법을 궁리하고 통증 없이 필요한 영양을 취할 수 있다. • 연하 장애의 원인과 전망에 대해 이해할 수 있다. • 증상에 따라 식사 섭취 내용과 방법을 선택할 수 있다.
• 역류성 식도염을 개선하기 위한 치료계획이 잘 지켜지지 않음. • 역류성 식도염의 악화	• 비효율적인 자기 관리	• 역류성 식도염에 대하여 약물요법이나 생활상의 자기관리가 계속되도록 한다. • 생활행동을 변화시킬 필요성을 이해시킨다. • 약물요법을 계속해야 하는 필요성에 대하여 이해시킨다.

간호수행

연하장애 제거

- 식도염에 의한 통증이 강한 경우에는 의사의 지시에 따라 제산제나 진통제를 사용한다.
- 제산제 복용 시 주의사항
  - 식후 1~3시간 및 취침 시 복용
  - 칼슘이나 알루미늄성 제산제 투약 시 부작용으로 변비가 유발될 수 있으며, 이 경우 마그네슘 제산제로 변경하고 정제보다는 액체를 사용하도록 한다.
  - 마그네슘성 제산제 투약 시 설사가 유발될 수 있다.
- 잠들기 3시간 전 음식을 섭취하면 가슴앓이와 역류 등의 증상이 나타날 수 있으므로 음식 섭취를 제한한다.
- 빨대로 음료섭취 금지, 탄산음료와 가스발생 음식을 금한다.
- 연하곤란의 증상의 변화 경과를 관찰하고 섭취량 저하로 인한 불안을 표출할 수 있도록 배려한다.
- 수분이 많은 식품을 먹도록 하며 차나 국물을 조금씩 마시도록 하고 천천히 시간을 가지고 충분히 씹은 후에 삼키도록 교육한다.

역류성 식도염 제거를 위한 생활 습관 개선

- 고지방음식, 카페인(커피, 녹차 등), 자극적인 음식, 술, 담배, 신 주스, 너무 차갑거나 뜨거운 음식을 피하도록 한다.
- 식사는 소량씩 자주(하루 4번 이상) 먹도록 하고, 식사 중 적당량의 물을 마셔 음식물이 잘 내려가도록 한다.
- 침상머리를 20cm 정도 높게 하고 잠자기 3시간 전에는 마시거나 먹지 않도록 하여 수면 시 역류를 방지한다.
- 코르셋 사용을 억제하며 벨트는 느슨하게 하며 몸에 꼭 조이는 옷을 입지 않도록 한다.
- 위의 연동운동을 돕기 위해 보행을 권한다.
- 복압을 상승시킬 수 있는 행동을 제한한다.
- 식후 무거운 물건 들기와 같이 힘을 쓰는 일을 금하며, 허리를 앞으로 굽히는 자세를 하지 않는다.
- 오랫동안 허리를 굽히는 작업은 피하도록 하고 무거운 짐은 들지 않도록 설명한다.
- 비만이나 변비의 개선과 산분비 억제제, 점막보호제, 산제거제 복용에 대해서 교육한다.

역류성 식도염(위식도역류질환) 포인트 리뷰

셀프 복습 문제

원인

01 역류성 식도염의 원인과 내시경 진단에 대하여 알아보자.

– 하부식도 괄약근이 정상적인 기능을 하지 못하여 ________이 역류되며, 이로써 식도 내 pH가 떨어지게 된다. 상부위장관 내시경으로 식도 점막의 __________과 __________을 관찰할 수 있다.

증상

02 식도이완불능증, 식도열공탈장(식도틈새탈장), 역류성식도염(위식도역류질환)의 대표적인 공통 증상 3가지를 기술해보자.

① __________ ② ____________ ③ ____________

03. 역류성 식도염의 통증 양상에 대해 기술해보자.

① __________가 일차적 증상으로 나타난다.
② 증세가 심해지면 _________으로 통증이 방사된다.
③ 식후 __________사이에 통증이 발생한다.
④ __________나 수분을 섭취함으로써 통증이 완화된다.
⑤ 서 있거나 걸으면 통증이 __________된다.

정답

01 위산, 발적, 충혈

02 ① 연하곤란
②위식도 역류
③가슴앓이

03 ① 가슴앓이
② 등, 목, 턱
③ 20분~2시간
④ 제산제
⑤ 완화

치료

04 역류성 식도염(GERD)의 치료 약물과 금기 약물에 대해 알아보자.

① 제산제(antacids) : 위의 pH를 증가시켜 위산을 중화시키고 ________를 예방한다.

② 히스타민 수용체 길항제: 위벽세포의 히스타민 수용체를 차단하여 위산분비를 ________시키고 조직을 치유한다.

③ ________ : 세포효소작용 억제, 위산분비 억제, 식사 30분 전에 약물 복용

④ 위장운동 촉진제(Prokinetic agent) : 하부식도괄약근 압력 증가, 위장 운동성 증가, 유문 괄약근 이완

05 제산제(antacids) 복용 시 주의사항을 기술해보자.

① 식후 1~3시간 및 취침 시 복용한다.

② ________이나 ________투약 시 부작용으로 변비가 유발될 수 있으며, 이 경우 마그네슘 제산제로 변경하고 정제보다는 액체를 사용하도록 한다.

③ 마그네슘성 제산제 투약 시 ________가 유발될 수 있다.

간호

06 역류성 식도염의 간호수행에 대해 기술해보자.

① ________로 음료수를 마시면 더 많은 공기가 들어가게 되어 증상이 악화되므로 금한다.

② 위의 연동운동을 돕기 위해 ________을 권한다.

③ ________을 상승시킬 수 있는 행동을 제한한다.

④ 수면 시 ________를 높여 역류를 예방하도록 한다.

정답

04 ① 역류
② 감소
③ 양성자 펌프 억제제

05 ② 칼슘, 알루미늄성 제산제
③ 설사

06 ① 빨대
② 보행
③ 복압
④ 침상머리

유사 질환과의 비교

07 식도 장애 유사 질환 원인의 핵심 내용을 기술해보자.

① 역류성 식도염: 하부식도 괄약근이 정상적인 ________을 하지 못하여 위산이 ________되며, 이로써 식도 내 ________가 떨어지게 된다.

② 식도열공탈장 : 횡격막 ________의 약화로 위의 일부가 횡격막을 통해 ________내로 돌출된다.

③ 식도게실 : ________이 약해진 상태에서 ________시 과다한 압력을 받음으로 인해 일어난다.

④ 식도이완불능 : 식도하부 2/3의 운동성 소실로 ________이 이완되지 않음으로써 일어난다.

정답

07 ① 기능, 역류, pH
② 근육, 흉강
③ 식도벽, 연하
④ 하부식도 괄약근

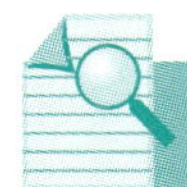

핵심 정리 문제

01 위식도 역류질환의 주 원인은?

① 연동운동 감소
② 복압 상승
③ 식도 하부 괄약근의 기능저하
④ 위 내용물 역류
⑤ 식단의 서구화

02 위식도 역류질환 환자에 대한 간호중재로 옳지 않은 것은?

① 음료를 마실 때는 빨대로 마시도록 한다.
② 부드러운 식사를 소량씩 자주 하도록 한다.
③ 기름진 음식이나 카페인은 제한한다.
④ 식후에는 반좌위를 취하도록 한다.
⑤ 수면 중 역류 방지를 위해 취침 3시간 전부터는 음식물 섭취를 제한한다.

03 위식도 역류질환에서 나타나는 통증의 양상으로 옳지 않은 것은?

① 작열감이 심할 때에는 등, 목, 턱으로 방사통이 나타난다.
② 대부분 식후에 통증이 발생한다.
③ 니트로글리세린을 복용하면 통증이 완화된다.
④ 앙와위일 때는 통증이 나타나고 일어서거나 걸으면 통증이 완화된다.
⑤ 물건을 들어 올리는 등의 복강 내 압력이 증가하는 활동으로 통증이 발생한다.

정답

01 ③

02 ①
빨대로 음료를 마시면 가스가 발생하므로 권하지 않는다.

03 ③
제산제나 수분섭취 시 통증이 완화되며 니트로글리세린에 대한 반응은 식도염과 협심증을 구분하는 데 도움이 된다.

04 위식도 역류질환자에 대한 간호로 옳은 것은?

① 식사 도중에는 수분을 섭취하지 않도록 한다.
② 진통제로 아스피린을 사용한다.
③ 수면 시에 머리를 높이지 않도록 앙와위를 취한다.
④ 수술 후 비위관을 삽입하여 가스팽만을 예방한다.
⑤ 가스배출을 위해 탄산음료를 마시도록 한다.

정답

04 ④

① 식사 시 음식물을 잘 넘길 수 있도록 적당한 수분을 섭취한다.
② 아스피린은 식도염을 악화시킨다.
③ 수면 중 역류를 막기 위해 침상머리를 15~20cm 정도 높인다.
⑤ 탄산음료는 금지한다.

식도열공탈장(식도틈새탈장) 간호관리

1. 병태생리로 보는 식도열공탈장(식도틈새탈장)

식도열공이란 식도가 횡격막/가로막을 관통할 때의 구멍을 말한다. 횡격막에는 식도열공, 대동맥열공, 다대정맥열공의 3개의 구멍이 있다. 식도열공을 통과하는 것은 식도인데, 여기에서 위가 가슴 안으로 빠져나오는 경우가 있다. 횡격막의 개구부나 열공을 통해 위의 일부분이 식도로 삐져나오는 것을 식도열공탈장이라고 한다.

병 인	• 연령 증가 및 식사의 서양화에 의한 비만 • 식도열공 주위의 횡격막 괄약근의 선천 또는 후천적인 근력저하 • 복압의 상승 • 식도병변에 의한 반흔 수축
병 태	• 활주열공탈장/미끄럼틈새탈장 : 위의 분문이 확대된 식도열공을 뚫고 흉곽내로 탈출하는 형태 • 식도곁탈장 : 위저/위바닥(fundus)가 식도와 함께 식도열공을 통해 흉곽내로 빠져나오는 형태 • 혼합형 : 활주열공탈장과 식도곁탈장이 혼합된 형태
증 상	• 대부분 무증상 • 가슴쓰림, 역류성 식도염, 소화궤양, 반흔식도협착
진 단 및 검 사	• 위장관조영술(바륨) • 상부위장관내시경 검사
치 료	• GERD와 유사 • 원칙적으로 보존 치료 • 조절이 어려운 예에서는 외과 수술 실시 • GERD가 있으면 H_2-수용체 차단제나 양성자펌프 억제제(PPI) 등으로 대증요법을 시도한다. **약물치료** • 제산제 • 히스타민 수용체 길항제 • 위장운동증산제 • 항콜린성 약물은 금기

2. 식도열공탈장(식도틈새탈장)의 간호중재

간호사정	간호진단	간호목표
• 가슴앓이, 역류, 통증, 연하곤란/삼킴곤란과 트림이 있는지 사정한다. • 신체적 외모와 영양 상태를 사정에 포함해야 한다. • 통증의 발현과 관련하여 위치, 시작, 기간, 질, 악화와 완화요인을 기록한다. • 탈장으로 인하여 호흡이 방해되면, 대상자가 식후 포만감과 숨참, 숨막힘 등의 느낌을 호소할 수 있다.	• 신체적 손상과 관련된 급성과 만성통증 • 해부학적 결함과 관련된 연하장애	• 통증의 완화 • 연하곤란의 개선 • 역류의 예방 • 비만환자의 경우 체중의 감소

간호수행

내과적 관리

- 카페인이나 알코올에 의한 위의 자극을 피하고 금연하도록 한다.
- 음식물의 역류와 위에서의 배출이 지연되는 것을 피하기 위해 지방이 많은 음식의 섭취를 피한다.
- 위 내용물이나 담즙이 식도로 역류하지 않도록 침상 머리를 15~20cm 정도 높인다.
  - 고단백, 저지방 식이 제공
  - 소량의 식사를 자주 하도록 한다.
  - 충분한 수분 섭취 권장
- 식후 최소 1시간 동안 누워 있지 않도록 한다.
- 비만인 경우 체중을 감소하도록 한다.
- 꼭 끼는 옷을 피하고, 허리를 구부리지 않도록 한다.
- 식후 격렬한 운동은 피한다.
- 복압이 상승할 수 있는 행동은 제한하고, 가스가 생길 수 있는 행동을 피하도록 한다.

외과적 관리

- 수술은 합병증의 위험이 높거나 만성 역류가 심각하여 그로 인한 손상이 있을 때 외과적 관리를 실시한다.

1) 수술 전 간호

- 수술이 긴급하지 않다면 체중과다 환자는 체중을 감소하도록 한다.
- 일반적인 수술 전 간호와 교육을 실시한다.
- 흉관을 삽입하는 것에 대해 교육한다.

2) 수술 후 간호

- 호흡기 합병증 예방을 위해 심호흡과 inspirometer의 사용법을 교육한다.
- 복강경 nissen 위저추벽 성형술(LNF) 수술을 받은 환자의 경우 수술 후 교육을 한다.

식도열공탈장(식도틈새탈장) 포인트 리뷰

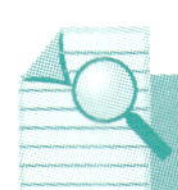

셀프 복습 문제

개요

01 식도열공탈장의 개요를 간략하게 기술해보자.
횡격막의 틈 사이로 위의 일부가 빠져나오는 상태로, 산성인 ①________이 ②________로 역류되어 염증을 일으킨다.

원인

02 식도열공탈장의 주요 원인 2가지는?

증상

03 식도열공탈장의 대표적 증상 2가지는?

① ________ ② ________

치료

04 다음 보기 가운데 식도열공탈장의 치료 약물을 모두 골라보자.

① 제산제
② 히스타민 수용체 길항제
③ 항콜린성 약물
④ 위장운동증진제

정답

01 ①위액
②식도

02 ① 횡격막 근육 허약
② 복강 내 압력 증가

03 가슴앓이, 위 식도 역류
* GERD, 식도 이완불능증, 식도열공 환자에게서 나타나는 공통적 증상이다.

04 ①, ②, ④
* 항콜린성 약물은 금기 약물임

간호

05 식도열공탈장의 주요 간호수행에 대해 기술해보자.

① 식사를 소량으로 자주 하도록 하며 __________을 충분하게 섭취한다.

② 위에 머무르는 시간이 적은 __________, __________음식을 섭취하도록 한다.

③ 복압이 상승할 수 있는 행동을 제한하고, __________가 생길 수 있는 행동을 삼간다.

④ 위 내용물이나 담즙이 식도로 역류하지 않도록 __________를 __________ 정도 높인다.

정답

05 ① 수분
② 고단백, 저지방
③ 가스
④ 침상머리, 15~20cm

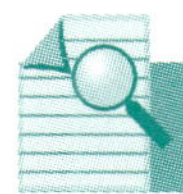

핵심 정리 문제

01 식도이완불능증, 식도열공탈장, 위식도 역류질환에서 공통으로 나타나는 증상은?

① 가슴앓이
② 위식도 역류
③ 삼킴곤란
④ 호흡곤란
⑤ 토혈

02 식도열공탈장 환자에 대한 간호로 옳지 않은 것은?

① 꽉 조이는 옷은 피하도록 한다.
② 저단백, 저지방 식이를 섭취하도록 한다.
③ 식후의 격렬한 운동은 금지한다.
④ 취침 시 침상머리를 15~20cm 정도 높이도록 한다.
⑤ 식사는 소량씩 자주 하도록 한다.

정답

01 ①②③

02 ②
위에 머무르는 시간이 적은 고단백, 저지방 식이를 섭취하도록 한다.

위·십이지장궤양 간호관리

1. 병태생리로 보는 위·십이지장궤양

궤양이란 점막근육판을 넘어 조직이 결손되는 상태를 말한다. 소화액에 직접 접해 있는 점막은 소화액에 대해 강력한 저항력을 가지고 있다. 이 저항력에 관한 것을 점막방어기전이라고 하는데, 점막방어기전에 대한 공격인자(H.pylori, 염산, 펩신 등)가 증가하면 십이지장궤양으로 진행하고, 방어인자(점액, 알칼리 분비, 세포재생, 점막혈류)가 감소하면 위궤양으로 진행한다.

병 인	• 점막방어기전의 파괴(위궤양) • 위산과다분비(십이지장궤양) • 스트레스(급성 궤양에 많다) • 음주, 약물 복용 • *H.pylori* 감염, 위 수술
병 태	• 위궤양 : 위점막위축, 위산분비억제 • 십이지장 궤양 : 위산분비항진 • 위산, 펩신에 의한 소화관벽의 조직결손
증 상	• 좌측 상복부통증 • 식후 통증, 공복 시 통증, 야간통 • 오심, 구토 • 복부팽만감, 가슴쓰림 • 트림, 설사, 변비 • 위궤양의 통증 양상 : 식후 30분~1시간 후 통증. 야간통증은 거의 없고 구토 후 통증완화. • 십이지장 궤양의 통증 : 식후 2~3시간 후 통증. 야간통증이 나타남.

진단 및 검사

영상검사

- 상부위장관 조영술
- 상부위장관내시경 검사
- 내시경하 생검

***H.pylori* 감염진단**

- 신속요소분해효소 검사
- 경검법
- 배양법
- 혈청항체측정법
- 요소 호기 시험

치료

약물요법

1) 공격인자에 대한 치료

- *H.pylori* 의 박멸(양성자펌프 억제제(PPI) 병용 시 효과적임)
- 위산분비 억제(H_2 수용체 차단제, 양성자펌프억제제 등)
- 항펩신제(수크랄페이트)

2) 방어인자에 대한 치료

- 위 점막 장벽보호
- 수산화알루미늄젤, 수산화마그네슘 현탁액
- 수크랄페이트(sucralfate)
- **금기약물 : NSAIDs, 아스피린**

수술요법

- 미주신경절제술 : 위산분비 억제 위해
- 유문성형술
- 위십이지장문합술
- 위공장문합술

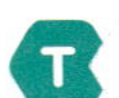

I P

컬링 궤양(Curling's ulcer)

- 심한 화상에 동반되는 십이지장 궤양을 컬링 궤양이라고 한다.
- 위점막으로의 혈류감소로 쇼크가 발생하여 저혈압과 허혈 증세를 보이며, 다량의 위 출혈이 갑작스럽게 발생한다. 토혈이 나타날 때까지는 무증상이다.

십이지장 궤양과 위궤양의 비교

	급성 궤양	만성 궤양
원인	과도한 산 분비	점막방어기전 파괴
증상	공복 시 통증, 식후 2~3시간 후 통증 음식에 의해 완화	식후 30분~1시간 후 통증 음식에 의해 악화
출혈 양상	흑색변	토혈

2. 위·십이지장궤양의 간호중재

간호문제	간호진단	간호목표
• 출혈, 천공, 협착		**출혈, 천공, 협착에 대한 치료** • 출혈, 천공, 협착을 일으키지 않고 궤양이 치유되도록 한다. • 약물 요법을 지시대로 계속할 수 있도록 지원한다. • 규칙적인 올바른 생활을 할 수 있도록 지원한다.
• 질병의 재발 방지를 위한 행동을 취하지 않는다.	• 지식부족으로 인한 비효과적 자기 건강관리	**재발 방지를 위한 자기관리** • 자기 관리 방법을 이해하고 수행할 수 있도록 한다. • 질병에 대해 이해할 수 있다. • 식사 요법을 이해할 수 있다. • 약물 요법을 이해 할 수 있다.
• 위·십이지장 궤양에 의한 조직 손상에 의하여 복통이 있다.	• 급성 및 만성 통증	**조직 손상에 의한 통증 제거** • 위·십이지장 궤양의 재발이나 재연이 감소하고 통증이 사라진다. • 안락함이 증대하며 통증이 경감, 소실된다.

간호수행

출혈, 천공, 협착에 대한 치료

- 출혈 시 : 안정, 금식, 혈관확보, 전신상태 관찰, 모니터링, 수액, 수혈관리, 내시경적 지혈, 수술의 도움
- 천공 시 : 안정, 혈관확보, 수액 관리, 수술 요법의 도움
- 유문협착시 : 약물요법, 위관유치(胃管留置)에 의한 위 내용물의 지속적 흡입을 도움, 내시경에 의한 협착 확장술을 도움
- 출혈 천공 유문협착을 수반하는 경우에는 단식을 포함한 식사 관리가 필요한 경우도 있다.

재발 방지를 위한 자기관리

- 흡연과 음주, 카페인, 자극적인 음식을 금한다.
- 1일 3회 규칙적으로 균형잡힌 식사를 하도록 지도한다.
- 고섬유소 식이나 유제품 등 위산분비를 자극하는 음식을 제한한다.
- 프로톤 펌프 억제제(PPI : Proton Pump Inhibitor), H_2수용체 길항제, *H.pylori* 균 제거 치료제 등, 약물의 복용 방법에 대하여 지도하고(양, 방법, 횟수, 작용과 부작용), NSAIDs의 사용을 피하는 것에 대해 설명한다.
- 복약을 중단하면 재발하기 쉽기 때문에 자기 판단으로 복약을 중지하지 않도록 설명한다.

조직 손상에 의한 통증 제거

- 복통 시 옷을 벗긴다. 무릎을 굽혀 복부의 긴장을 완화하고 즉시 의사에게 보고한다. 의사의 지시에 따라 통증 완화 약물에 대해 복약 지도를 한다.
- 통증을 완화시킬 때 식사, 휴식, 활동, 스트레스 요인을 피하는 등 생활을 함께 재검토한다.

위·십이지장궤양/소화성 궤양 포인트 리뷰

셀프 복습 문제

원인

01 **소화성 궤양의 주요 악화 요인 4가지를 기술해보자.**

① 위 내로 담즙이 ________

② 위점막 보호막이 ________

③ 산-펩신이 ________

④ ________에 감염

02 **십이지장 궤양의 주요 유발 인자에는 어떤 것이 있는지 기술해보자.**

① 미주신경 과다자극 및 벽 세포수 과다로 인해 ________이 과다하게 분비될 때

② ________이 과다하게 분비될 때(가스트린: 강력한 위산분비 자극인자)

③ 부식성 약물로 인해 ________이 손상될 때

증상

03 **위·십이지장 궤양의 통증 양상을 비교해보자.**

① 위궤양의 통증 양상
- 식후 ________후 통증
- 야간통증은 거의 없으며 ________후에 완화된다.

② 십이지장 궤양의 통증 양상
- 식후 ________후 통증
- ________통증

정답

01 ① 역류
② 약화
③ 과도하게 분비
④ 헬리코박터파일로리균

02 ① 위산
② 가스트린
③ 위점막 보호벽

※십이지장 궤양의 방어인자
- 십이지장 점막의 위산분비 억제력
- 점막 재생력
- 점막 내 프로스타글란딘 존재

03 ① 30분~1시간, 구토
② 2~3시간, 야간

04 소화성 궤양의 합병증

① __________: 토혈, 혈변, 흑색변(소량의 출혈일 경우 대부분 대변으로 배출)

② __________: 갑작스럽고 극심한 상복부 통증, 횡격막 신경의 자극으로 인한 오른쪽 어깨의 방사통, 구토, 실신, 복부강직, 장음 소실, 저혈압, 빈맥, 불안, 체온상승, 호흡곤란

치료

05 다음 보기 중에서 소화성 궤양의 주요 치료 약물과 금기 약물을 선별해보자.

① 위액분비 억제제(항콜린성 제제)
② NSAIDs
③ 아스피린
④ 제산제
⑤ 점막보호제

06 소화성 궤양 환자에게 미주신경절제술을 실시하는 목적은?

간호

07 소화성 궤양의 간호에 대해 기술해보자.

① ______, ______, ________, __________등을 피하도록 한다.

② ________이 많거나 우유 등 ________를 자극하는 음식을 제한하고 규칙적인 식사를 하도록 한다.

정답

04 ① 출혈
② 천공

05 치료약물: ①, ④, ⑤
금기약물: ②, ③

06 위산분비 억제

07 ① 흡연, 음주, 카페인, 자극성 음식
② 섬유질, 위산분비

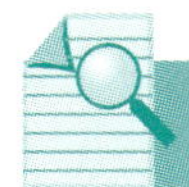

핵심 정리 문제

01 다음 중 십이지장궤양 통증의 양상으로 옳은 것은?

① 구토 후에 통증 완화
② 음식을 먹으면 통증 악화
③ 제산제 복용으로 통증 완화
④ 식후 30~1시간 이후에 나타나는 통증
⑤ 좌측상복부의 통증

02 소화성 궤양의 악화요인이 아닌 것은?

① 위내 담즙 역류
② 위산과다분비
③ 위 점막 방어기전의 파괴
④ *Helicobacter pylori* 감염
⑤ 점막 내 프로스타글란딘 분비 과다

03 위궤양의 증상으로 옳은 것은?

① 식후 2시간 이후 통증이 나타난다.
② 음식 섭취로 통증이 악화된다.
③ 타는 듯한 통증이 나타난다.
④ 구토로 인해 통증이 경감된다.
⑤ 등이나 흉부의 방사통이 나타난다.

정답

01 ③
① 위궤양의 경우
② 음식을 먹으면 통증 완화
④ 위궤양의 경우 식후 30~1시간 이후, 십이지장궤양의 경우 공복 시(식후 2~3시간) 통증 발생
⑤ 십이지장궤양은 우측상복부, 위궤양은 좌측상복부에 통증 발생

02 ⑤
프로스타글란딘은 소화성 궤양의 방어인자로, 위 점막 세포층의 재생과 기능을 조절한다.

03 ②, ④
①③⑤는 십이지장궤양의 증상이다.

정답

04 소화성 궤양 환자에 대한 간호로 옳지 않은 것은?

① 위산분비 억제를 위해 금연하도록 한다.
② 제산제를 규칙적으로 투여한다.
③ 섬유질이 풍부한 식사를 제공한다.
④ 항콜린성 약물로 치료한다.
⑤ 심한 야간성 통증이 있는 경우에는 입원하도록 한다.

04 ③
부드럽고 자극이 적은 저섬유성 음식을 제공한다.

05 십이지장궤양 환자의 증상으로 옳은 것은?

① 낮 동안에 통증이 더욱 심해진다.
② 좌측 하복부의 타는 듯한 통증이 나타난다.
③ 위산분비가 감소되는 것이 특징이다.
④ 구토 후에 통증이 완화된다.
⑤ 제산제나 음식으로 통증이 완화된다.

05 ⑤
① 공복 시와 밤에 통증이 심해진다.
② 우측 상복부에 쓰리고 타는 듯한 통증이 나타난다.
③ 위가 빨리 비워지기 때문에 위산분비가 증가한다.
④ 위궤양의 경우에 구토 후 통증이 완화된다.

06 소화성 궤양으로 천공이 일어났을 때의 증상이 아닌 것은?

① 상복부의 심한 통증
② 나무판자처럼 딱딱하게 경직된 복부
③ 호흡곤란
④ 우측 어깨 및 견갑골 부위의 방사통
⑤ 체온 저하

06 ⑤
심한 출혈로 인한 저혈압, 체온 상승, 빈맥 등이 나타난다.

위염 간호관리

1. 병태생리로 보는 위염

위점막의 염증성 질환을 통틀어 위염이라고 한다. 발병이 급격한가 완만한가에 따라 급성, 만성으로 분류하고, 이 분류에 해당되지 않는 것을 특수 위염으로 취급한다.

* **급성 위염 :** 급격한 위증상을 동반하고, 내시경에서 위점막에 이상 소견이 나타나는 병변
* **만성 위염 :** 위점막의 만성 염증성 질환

병 인 및 원 인	**급성 위염** • *H.pylori* 가 주원인임. • 약물(NSAIDs, 강심제, 항암제, 스테로이드제제, 살리실산유도체 등) • 나이(노인일수록 위험, 50~60대 남성에게서 호발) • 각종 나쁜 식사 습관(알콜, 식중독, 커피, 뜨겁거나 자극적인 음식 등) • 심한 화상, 수술, 신부전 등 **만성 위염** • 소화성 궤양, 위수술, 담즙역류 • 약물, 나이(고령일수록 위험) • 흡연, 음주, 장기간의 급성위염
병 태	**급성 위염** • 위산에 점막 손상으로 출혈과 궤양 발생 • 점막 방어벽의 손상 • 급성 위점막 병변 **만성 위염** • 위선의 위축(위산 분비 저하), 장상피화생 – 표재위염(염증, 결손, 재생의 반복) – 위축위염(재생속도가 결손을 못 따라감. 벽세포에 대한 항체가 생겨 악성 빈혈 초래) – 비후위염

증 상	**급성 위염** • 상복부통증, 복부팽만, 식욕부진, 오심, 경련, 트림, 구토, 토혈, 위출혈, 설사 **만성 위염** • 식후 상복부통증, 오심, 경련, 트림, 구토, 토혈, 위출혈, 설사 • 기름진 음식 및 강한 양념에 대한 불내성 * A형 : 자가면역성 기전에 의해 발생, 악성빈혈 유발될 수 있음. 위의 체부에 발생 B형 : 전정부에 발생. *Helicobacter pylori*와 연관

진 단 및 검 사	**검사** • 상부위장관내시경 검사

치 료	**급성 위염** • 약물치료(위점막배출기능개선제, 자율신경조절제, 항우울제) – 산분비 감소 : 제산제, 히스타민 수용체 길항제 – 위점막 보호 : Cytotec 투여 – 오심과 구토가 멈출 때까지 금식 • 일반요법 – 궤양에 준한 치료(위산조절, 점막보호)를 한다. – 자극적 음식, 카페인, 과식을 금한다. **만성 위염** • 약물치료 : 제산제, 미주신경 차단제, 진정제, 위점막 보호제, 히스타민 수용체 길항제 • 악성 빈혈 시 : 비타민 B_{12} 투여(비경구) • 스트레스 관리 • 자극적 음식, 카페인, 과식을 금한다.

2. 위염의 간호중재

간호문제	간호진단	간호목표
• 복부 압통과 팽만, 토혈, 혈변 • 혈량 감소와 쇼크 증상(스트레스성 위염인 경우) **급성위염** – 증상은 경증에서 중증까지 다양하며, 상복부 불편감, 식욕부진, 경련, 오심 및 구토 등이 관찰된다. – 위출혈 증상이 동반되는 경우도 있다. – 아스피린에 의한 위염은 소화불량과 가슴앓이를 일으킨다. – 포도상구균 내독소에 의해 초래되는 위염이나 식중독은 오염된 음식의 섭취 후 5시간 이내에 심한 오심과 구토가 급작스럽게 발생한다. **만성위염** – 증상이 미약하며, 오심, 구토 및 상복부 불편감 등을 호소한다.	• 물리적 상해와 관련된 급성 및 만성통증 • 위 자극요인과 관련된 오심 • 친숙하지 않은 정보자원과 관련된 지식부족	• 안정을 유지하며 통증 조절을 위한 개별적 행동을 취한다. • 통증이 없다. • 대상자에게 진단, 치료, 생활습관에 관한 교육을 계획하고 제공한다. • 대상자는 위염의 질환, 치료와 합병증 예방을 위한 생활에 대해 설명할 수 있다.

간호수행

물리적 상해와 관련된 급성 및 만성통증의 완화

- 통증의 원인이 되는 구토를 조절한다.
- 통증은 제산제나 히스타민 수용체 길항제로 조절한다.
- 비스테로이드성 소염제 섭취로 문제가 초래되었다면 위점막을 보호하고 위산 분비를 줄이기 위한 약제를 투여한다(Prostglandin E1(PGE1)).

친숙하지 않은 정보자원과 관련된 지식부족에 대한 보충

- 알코올의 과잉 섭취를 피한다.
- 다량의 아스피린, 비스테로이드성 항염증제, 코르티코스테로이드의 복용 시 주의한다.
- 적은 용량의 코르티코스테로이드제제를 장기간 복용하는 것도 위염을 초래할 수 있으므로 의사 처방하에 복용한다.
- 작업장에서 납이나 니켈과 같은 독성 물질의 노출에 대해 몸을 보호하도록 한다.
- 식도역류와 같은 증상이 나타나면 의학적 치료를 받도록 한다.

만성위염의 간호중재

- 우선적으로 출혈 경향을 확인한다.
- 부드러운 음식을 소량씩 자주 먹도록 한다.
- 카페인, 자극적인 음식, 음주, 흡연 등을 피하도록 한다.
- 오심, 구토가 사라질 때까지 금식하고 정맥으로 영양 공급한다.

간호수행 PLUS

- 급성과 만성 위염환자는 합병증이 발현되지 않는 한 가정에서 관리된다. 만성 위염 환자는 정기적으로 병원을 방문하도록 한다. *H.pylori* 균 감염과 위축성 위염은 위암과 연관되므로 특히 중요하다. 대상자에게 투약을 정확히 하고 영양상태를 적절히 유지하며 위염의 위험요인을 조절해야 함을 교육한다.
- 오심, 구토가 가라앉을 때까지 금식한다.
- 음식섭취가 가능해지면 자극이 없고 부드러운 음식을 섭취하도록 한다.
- 통증완화를 위한 일반적인 간호중재를 제공한다.
- 대상자에게 진단, 치료, 생활습관에 관한 교육을 계획하고 제공한다.
  - 카페인 함유 음료의 과잉 섭취를 피한다.
  - 오염된 음식이나 물의 섭취를 피한다.
  - 금연
- 상부위장관내시경 검사 내시경 생검과 함께 *H.pylori* 의 존재를 검출하거나 위염을 진단하는 중요한 기준이다.

급성위염 키포인트

- 갑작스런 상복부통증이나 불편감
- 오심 및 구토
- 토혈
- 소화불량
- 위 출혈
- 식욕부진

만성위염 키포인트

- 애매한 상복부통증이 음식섭취로 감소됨
- 식욕부진
- 지방이나 매운 음식에 대해 못 견딤
- 오심 및 구토
- 악성 빈혈

위염 포인트 리뷰

셀프 복습 문제

원인

01 급성 위염의 유발요인에 대해 기술해보자.

① 장기간의 물리적, 정서적 자극
② 포도상구균에 의한 ________이 발생했을 때
③ 술, 담배 등이나 ________음식을 섭취했을 때
④ NSAIDs, 강심제, 항암제, 스테로이드, Salicylates 등의 약물을 복용했을 때
⑤ 헬리코박터균(*H.pylori*), 살모넬라(*Salmonella*), 포도상구균(*Staphylococcus*) 등의 미생물이 침범했을 때
⑥ 심한 외상이나 수술, 심한 화상, 신부전 등
⑦ ________에게서 호발

증상

02 급성 위염의 주요 증상을 나열해보자.

______, ______, ______, ______, ______, ______

치료

03 다음 중에서 위염의 주요 치료 약물 두가지를 선별해보자.

① 제산제
② 히스타민 수용체 길항제
③ 항류마티스제
④ 스테로이드

정답

01 ② 식중독
③ 뜨겁고 자극적인
⑦ 50~60대 남성

02 복부 불편감, 복부팽만, 식욕부진, 오심, 구토, 위장관 출혈

03 ①②
④ 급성 위염을 유발할 수 있다.

간호

04 만성 위염의 간호중재에 대해 기술해보자.

① 우선적으로 ________경향을 확인한다.

② ________음식을 ________먹도록 한다.

③ ______, ______, ______, ______등을 피한다.

④ 오심, 구토가 사라질 때까지 금식하고 ________으로 영양 공급 한다.

정답

04 ① 출혈
② 부드러운, 소량씩 자주
③ 카페인, 자극적인 음식, 음주, 흡연
④ 정맥

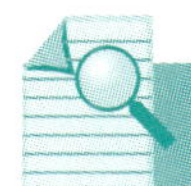

핵심 정리 문제

01 급성 위염 환자의 증상으로 옳지 않은 것은?

① 위장관 출혈
② 복부 팽만감
③ 공복 시 통증
④ 식욕부진
⑤ 오심, 구토

02 만성 위염에 대한 설명으로 옳지 않은 것은?

① 알코올, 담배 등이 원인이다.
② 연령이 높을수록 위축성 위염이 발생하기 쉽다.
③ 오심, 구토, 상복부 불편감 등의 증상을 호소한다.
④ 원인이 분명하며 증상이 급격하게 나타난다.
⑤ 만성 위염 환자에게는 카페인 섭취를 제한한다.

03 만성 위염 환자에 대한 간호중재로 옳은 것은?

① 고지방식을 권장한다.
② 악성 빈혈이 있는 경우 비타민 B_{12}를 경구투여한다.
③ 배변을 원활히 하기 위해 섬유질이 풍부한 음식을 제공한다.
④ 아스피린 복용으로 빈혈을 예방한다.
⑤ 부드러운 음식을 소량씩 자주 먹도록 한다.

정답

01 ③
공복 시 통증은 십이지장 궤양의 증상이다.

02 ④
급성 위염과는 달리 분명한 원인을 알 수 없는 경우가 많고 증상이 미약하다.

03 ⑤
① 담백한 음식을 권장한다.
② 악성 빈혈일 경우에는 비타민B_{12}를 흡수하는 내인자가 부족해 구강투여의 효과가 없으므로 근육주사 등 비경구적 방법으로 투여한다.
③ 위 불편감 감소를 위해 부드러운 음식을 소량씩 자주 제공한다.
④ 아스피린은 출혈 위험성이 있으므로 금한다.

위암 간호관리

1. 병태생리로 보는 위암

위암은 위점막 상피세포에서 발생하는 악성 종양이다. 선암종이 많으며(90%) 50~60세 남성에게서 많이 발생한다.

병 인	• 위염 • 유전적요소 • 흡연 • 식습관 : 맵고 짠 음식, 뜨거운 음식, 훈제음식, 질산염의 장기간 섭취, 비타민 부족 • *Helicobacter pylori* 균 多
병 태	**조기위암 :** • 점막층과 점막하층 이내에 국한된다 **진행위암 :** • 암이 고유근층 이상을 침윤한 상태이다(p.162 그림 5-25 참고). **진행위암의 분류 : 보우만 분류(Borrmann classification)가 널리 사용되고 있으며 그 중 III형(40%)이 가장 많다.** • B I : 융기형 • B II : 궤양형 • B III : 궤양침윤형 • B IV : 미만형

증상	• 무증상인 경우가 많다 – 증상이 늦게 나타나 위암 진단이 늦게 된다. • 자각증상 – 명치부위 통증 – 불분명하고 지속적인 위 불편감 – 소화불량 – 빈혈, 체중감소 – 구역질, 구토(유문부 종양) – 연하곤란(분문부 종양) – 음식물 통과 장애 – 전신권태감
진단 및 검사	• 상부위장관조영술 • 상부위장관내시경 • 병리조직검사(확정진단) • 복부 X-ray • 복부CT • PET-CT
치료	**수술적 요법** • 위전절제술 • 위아전절제술 **비수술적 요법** • 내시경적 점막절제술(EMR) • 내시경적 점막하박리술(ESD) **그 외의 치료법** • 항암요법 * 방사선 치료는 위암 발생 부위상 방사선 치료가 도움이 된다고 판단되는 일부의 경우에만 시행한다.

2. 위암 간호중재

간호문제	간호진단	간호목표
• 적절한 식사 섭취가 이루어지지 않아 영양 결핍을 초래할 수 있다.	• 섭취량의 부족으로 인한 영양 결핍 위험성	**적절한 영양 섭취** • 식사 섭취 방법의 습득에 의한 영양 상태의 유지 • 소화 기능 변화와 적절한 식사 섭취 방법을 이해하도록 한다. • 적절한 식사 섭취 방법을 이해하여 덤핑 증후군을 방지한다.
• 수술부위 감염 발생의 위험	• 위험 요인 진단 – 수술로 인한 상처 부위 – 드레인 삽입	**상처 부위 감염 방지** • 수술부위 감염 방지 • 영양 상태를 유지함
• 소화 기능의 저하로 인해 설사를 일으킬 수 있음.	• 설사로 인한 체액 불균형의 위험	**소화기능의 회복으로 설사 예방** • 설사의 완화 및 치유 • 적절한 식사섭취 방법을 습득하여 설사를 예방할 수 있도록 한다.
• 호흡기 합병증 위험	• 비효율적인 호흡양상 • 비효율적인 객담 배출	**호흡기 기능 회복** • 효과적인 기침과 충분한 공기를 흡입하도록 기도를 정화한다. • 통증을 완화시키고 효과적인 기침을 할 수 있도록 한다. • 스스로 객담배출이 가능하다. • 호흡량이 증가하도록 한다. • 산소포화도 95% 이상을 유지한다.

간호수행

위암 환자의 주요 간호중재

- 치료에 대한 정보부족은 환자의 불안을 증가시키므로 수술 후에 이루어지는 처치에 대해 설명해준다.
- 수술 후 급속 이동증후군(덤핑증후군)에 대한 관리를 한다.

적절한 영양 섭취

- 환자가 조급해 하지 않고 식사를 천천히 섭취하도록 교육한다.
- 당백질 위주의 음식을 소량씩 자주 섭취하도록 한다.
- 위 전절제술 후에는 정기적으로 비타민 B_{12}를 PO medication으로 섭취함. 영양으로 섭취하기는 어려움
  : 위에서 분비되는 내인자는 비타민 B_{12}의 흡수에 필수적인데 위전절제술을 받은 환자는 내인자를 분비할 수 없으므로 비타민 B_{12} 결핍증이 발생하게 되고 이로 인한 악성 빈혈이 유발된다.

상처 부위 감염 방지

- 감염 징후를 관찰한다(수술 부위와 드레인 배수의 상태, 통증, vital signs, 혈액 데이터).
- 저영양을 방지하기 위해 적절한 식사 섭취를 할 수 있도록 한다.
- 실수로 상처 부위나 드레인을 만져 감염되지 않도록 지도한다.

소화기능의 회복으로 설사 예방

- 변 상태와 복통이나 창자 연동 소리를 관찰한다.
- 식사 섭취 방법을 관찰하여 식사내용을 검토한다.
- 설사나 복통에 대한 대처를 위해 보온, 휴식, 약물을 검토한다.
- 설사를 하는 현상과 식사 섭취법을 설명하고 지도한다.

호흡기 기능 회복

- 호흡 상태 기침 상황, 객담의 모습을 관찰한다.
- 진통 완화를 위해 체위를 연구하고 약물 사용을 검토한다.
- 올바른 기침 방법을 지도한다.

위암 포인트 리뷰

셀프 복습 문제

원인

01 위암의 주요 발생요인

① 만성 위염, ________ , 악성 빈혈
② 흡연
③ 연기(나무연기, 담배연기), 먼지
④ ________음식, ________의 장기간 섭취

증상

02 위암의 주요 증상

① __________이 어렵다(증상이 늦게 나타남).
② 지속적인 ________과 ________
③ __________, ________(유문부 종양)
④ ________(분문부 종양) 발생
⑤ __________

치료

03 다음 보기 가운데 위암의 주요 치료법을 선별해보자.

① 수술요법 ② 항암화학요법 ③ 항말라리아제

간호

04 위암환자의 주요 간호중재에 대해 기술해보자.

① 치료에 대한 정보부족은 __________을 증가시키므로 수술 후에 이루어지는 처치에 대해 설명해준다.
② 수술 후 __________에 대해 교육한다.

정답

01 ① *H.pylori* 감염
④ 훈제, 질산염

02 ① 초기 진단
② 소화불량, 식욕부진
③ 오심, 구토
④ 연하곤란
⑤ 체중감소

03 ①, ②

04 ① 환자의 불안
② 적절한 영양섭취

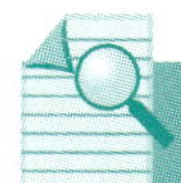

핵심 정리 문제

01 위암 발생의 위험요인으로 옳지 않은 것은?

① 훈제 음식
② 질산염으로 만든 음식방부제
③ 짜고 매운 음식
④ 비만
⑤ *H. pylori* 감염

02 위암의 위험요인으로 옳은 것은?

① 흡연
② 비만
③ 섬유질 과다섭취
④ 철분 결핍성 빈혈
⑤ 만성 위축성 위염

03 위암 환자에게 위루술을 시행하는 이유는 무엇인가?

① 약물을 투여하기 위해
② 음식을 투여하기 위해
③ 식도 폐색을 막기 위해
④ 통증을 완화하기 위해
⑤ 위식도 통로를 만들기 위해

정답

01 ④

02 ①, ⑤

03 ①, ②
위에 구멍을 내는 위루술은 위암 환자에게 음식물과 수분 및 약물을 공급하기 위해 시행한다.

덤핑증후군(급속이동증후군) 간호관리

1. 병태생리로 보는 덤핑증후군(급속이동증후군)

덤핑증후군이란 음식물이 급격하게 대량으로 소장으로 들어가기 때문에 발생하는 질환의 총칭이다. 다량의 설탕이나 탄수화물 섭취 시 공장(빈창자) 안으로 너무 빨리 들어가 혈당이 급격히 오르고 이로써 인슐린이 과도 분비되어 발생한다. 위절제술 후에 발생하기 쉬우며, 위 절제술 후 대부분의 사람에게서 6개월~1년부터 이 증상이 나타나고 6~12개월 후에 없어진다. 식후 20~30분에 발생하는 조기 덤핑증후군과 식후 2~3시간에 발생하는 후기 덤핑증후군이 있다. 수술 후에는 심계항진, 오심, 발한, 복통 등 환자를 불안하게 하는 증상들이 나타나므로, 이런 현상은 일시적인 것이며 시간이 흐르면 좋아진다는 것을 환자에게 충분히 설명해 주어야 한다.

병인 및 원인	• 소장으로의 급격한 음식물 유입
병태	**조기 덤핑증후군** • 음식 유입 → 세포외액이 장관내강으로이동 → 순환혈액량 감소 → 자율신경계에 증상을 일으킴 • 식후 5~30분에 발생 **후기 덤핑증후군** • 식사에 의한 일과성 고혈당 → 인슐린 과잉분비 → 반응성 저혈당 • 식후 2~3시간에 발생
증상	• 현기증, 실신 • 심계항진, 빈맥 • 발한 • 무력감 • 오심, 공복감

증 상	• 손가락 떨림 • 설사, 복통 * 후기 덤핑증후군의 경우 일반적인 저혈당 증상이 나타남

치 료 및 간 호	**식사요법** • 소량의 식사를 하루 6~8회 나누어 천천히 먹도록 한다. • 고단백, 저탄수화물 위주의 식사를 한다. • 고지방식은 설사를 유발할수 있으므로 권장하지 않음.

2. 덤핑증후군(급속이동증후군)의 간호중재

간호진단	간호목표
•수술과 관련된 급성통증 •통증과 관련된 비효율적 호흡양상 •생물학적 요인과 관련된 영양부족 •침습적 시술과 관련된 감염 위험성	•통증관리 •호흡기도 관리 •스스로 객담배출을 할수 있다. •영양관리 •감염보호

간호수행

수술과 관련된 급성통증에 대한 간호

통증관리

- 통증을 촉발하거나 증가시키는 요인을 감소시키거나 제거한다.
- 통증의 원인, 얼마나 지속될 것인지, 예측된 불편감 등과 같은 통증에 대한 정보를 제공
- 적절한 진통제를 투여한다.
- 필요 시, 마약성 진통제를 투여하는 대상자를 위한 안전 주의사항을 교육한다.
- 진통제에 대한 대상자의 반응과 예측하지 않은 효과 등을 기록한다.

통증과 관련된 비효율적 호흡양상에 대한 간호

호흡기도 관리

- 필요 시 inspirometer로 대상자를 돕는다.
- 대상자에게 inspirometer의 사용법과 필요성에 대해 교육한다.
- 반좌위를 취하게 하고 천천히 심호흡을 하고 기침을 하도록 격려한다.

호흡관찰

- 호흡 수, 리듬, 깊이 및 호흡 시 노력 등을 사정한다.
- 정기적인 신체적 운동에 참여하도록 대상자를 격려하도록 한다.
- 금연프로그램에 참여하도록 격려한다.
- 흉곽의 움직임 관찰, 좌우대칭, 보조근육 사용, 쇄골상부 및 내늑간근 퇴축 등이 있는지 관찰한다.
- 호흡음 청진, 환기 감소/부재 영역 및 비정상음이 나타나는지 사정, 관찰한다.

생물학적 요인과 관련된 영양부족에 대한 간호

영양관리

- 대상자에게 적절한 음식, 즉 일반식이, 비위관 또는 위루술을 통해 조제한 유동식 또는 상품화된 용액 또는 의료인에 의해 처방되는 비경구영양을 제공한다.
- 고단백, 저탄수화물 위주의 식사를 소량씩 자주 섭취하도록 한다(1일 6~8끼).
- 뜨겁거나 찬 음식물을 피한다.
- 식사 시 횡와위, 반횡와위를 취하게 하고 식후에는 좌측위를 취하도록 하여 위 배출을 지연시키는 데 도움이 되게 한다.
- 식사 전후에는 과도한 수분 섭취를 제한하도록 한다.
- 필요 시 영양사와 협력하여 영양권장량에 맞는 칼로리와 영양소의 형태를 결정한다.
- 필요 시 대상자의 생활양식을 바꿀 수 있도록 한다.

침습적 시술과 관련된 감염 위험성에 대한 간호

감염보호

- 열감, 통증, 발열 등 감염의 징후를 관찰한다.
- 모든 수술적 절개·상처의 상태를 시진한다.
- 손씻기를 잘하고 침습적 시술 시 무균술을 적용하여 간호한다.
- 방문객들이 많이 방문하는 것은 제한한다.
- 감염의 위험성이 있는 방문은 제한한다.

간호수행 PLUS

자가통증조절장치(PCA) 적용

- 대상자와 가족에게 PCA 장치를 사용하는 방법을 교육한다.

기타 중재

- 대상자와 가족에게 영양프로그램을 연결시켜 준다.
- 대상자와 가족에게 식사 시에 수분섭취 제한뿐만 아니라 고열량, 고단백질 식이계획에 대해서 교육한다.
- 덤핑증후군의 초기 징후 및 증상을 주의 깊게 관찰(현기증, 빈맥, 실신, 발한, 창백, 심계항진, 눕고 싶은 열망)한다.

덤핑증후군(급속이동증후군) 포인트 리뷰

셀프 복습 문제

개요

01 급속이동증후군에 대해 간략히 기술해보자.

① 다량의 설탕이나 탄수화물 섭취 시 공장(빈창자) 안으로 너무 빨리 들어가 혈당이 급격히 오르고 이로써 ________이 과도 분비되어 발생한다.

② ________후 대부분의 사람에게서 6개월~1년부터 이 증상이 나타나고 6~12개월 후에 없어진다.

정답

01 ① 인슐린, ② 위절제술

증상

02 급속이동증후군의 주요 증상을 나열해보자.

________, ________, ________, ________ 등

02 현기증, 실신, 오심, 발한 등

간호

03 급속이동증후군의 간호관리에 대해 기술해보자.

① 식전 1시간, 식후 2시간 동안 ________을 최소한으로 제한한다.

② ________, ________식이를 제공한다.

③ ________를 자주 하도록 한다(6~8끼).

④ ________음식물을 피한다.

03 ① 수분
② 고단백, 저탄수화물
③ 소량의 식사
④ 뜨겁거나 찬

핵심 정리 문제

01 덤핑증후군에 대한 간호중재로 옳지 않은 것은?

① 식사 시 국물과 함께 먹지 않도록 한다.
② 저지방, 저탄수화물 음식을 먹도록 한다.
③ 항콜린성 및 항경련성 약물을 투여한다.
④ 한 번에 섭취할 식사량을 줄이도록 한다.
⑤ 식사 시 횡와위 및 반횡와위를 취하도록 한다.

정답

01 ②

덤핑증후군 환자에게는 고지방, 고단백, 저탄수화물 식이를 제공한다.

02 위 절제술 이후 덤핑증후군이 발생한 환자에게 제공할 식이로 옳은 것은?

① 저단백, 저지방 식이
② 고단백, 고지방 식이
③ 고탄수화물 식이
④ 충분한 수분 섭취
⑤ 금식

02 ②

*덤핑증후군이란 섭취된 음식물이 너무 빨리 공장으로 유입되는 것으로, 소화가 느린 고단백, 고지방, 저탄수화물 식이를 제공해야 한다. 또한 식사 중의 수분 섭취는 음식물의 배출속도를 증가시키므로 식사 시 수분섭취를 최소한으로 제한한다.

03 위절제술을 받은 환자가 식사 2시간 후에 두근거림, 식은땀, 저혈당 증세를 보일 때의 원인으로 옳은 것은?

① 고단백 식이 섭취
② 수분 섭취 부족
③ 소화불량으로 인한 음식물의 위 정체
④ 장 내용물 정체로 인한 순환혈량 증가
⑤ 고탄수화물 음식이 갑자기 공장으로 이동함으로써 혈당 상승

03 ⑤

덤핑증후군은 위공장문합술 이후 음식을 섭취하면 십이지장에서 소화되는 과정을 거치지 않고 공장으로 바로 들어가서 발생한다. 식후 2~3시간 사이 고탄수화물 음식이 갑자기 공장으로 들어가 혈당이 오르고 이로 인해 인슐린이 분비되어 저혈당이 된다.

04 위절제술을 받은 환자에게 교육해야 할 내용으로 옳지 않은 것은?

① 죽이나 국물 등의 섭취를 제한하도록 한다.
② 하루 세 끼를 규칙적으로 섭취하도록 한다.
③ 식후 2시간 동안은 수분섭취를 제한하도록 한다.
④ 식후에는 누워 있도록 하여 음식물의 위 배출을 지연시킨다.
⑤ 지방 및 단백질의 섭취를 늘리도록 한다.

정답

04 ②
소량의 식사를 하루에 5~6회 하도록 한다.

궤양성 대장염 간호관리

1. 병태생리로 보는 궤양성 대장염

궤양성 대장염은 결장 전체에 걸쳐 부종과 점막궤양이 나타나는 자가면역질환이다.
주로 점막과 점막하층을 침범하는 특발성, 비특이 염증성 질환으로, 직장에서 시작되어 대장 안쪽으로 분포되는 특징을 보이며 악화와 완화가 반복되는 만성경과를 거치게 된다. 20대~40대의 성인에게 많이 발생한다.

병 인	• 유전적 요인 • 환경적 요인 • 장내세균
병 태	• 면역기구의 이상 • 2차 감염에 의한 점막, 점막하조직의 염증성 반응 • 장관점막의 염증 • 장점막 · 장연동항진 • 궤양 발생 • 주요 발생부위 : 직장에서부터 S상결장, 하행결장
증 상	• 혈변(95%~97%) • 설사(72%~89%) • 점액변 • 복통 • 대변절박증, 후중감 • 잔변감, 뒤무직 • 체중감소 ※ 합병증 – 천공 – 출혈 – 독성 거대결장증 : 대장의 근육이 마비되어 대장이 심하게 늘어나는 증상

진단 및 검사	**검사** • 대장내시경, 직장내시경 검사 • 바륨조영술 • 생검 • 혈액검사(CBC, ESR, CRP, Chemistry, pANCA) • 대변검사(세균배양, 기생충 검사, C-difficile toxin, calprotectin)

치료	**약물요법** • 5-아미노살리실산(5-ASA)제제 • 부신피질스테로이드제(항염증작용) • 면역억제제 • 항생제(2차 감염 방지) • 항 TNF 제제(인플립시맙, 아달리무맙, 골리무맙) **식이요법(증상 악화기)** • 완화기 환자에게는 일반식을 제공하고 악화기 환자에게는 다음과 같은 식단을 제공한다. - 충분한 음식 섭취(칼로리, 단백질, 무기질 등) - 매운 음식 제외 - 저지방식이 - 비타민 B_{12} 보충 **수술요법** • 난치성 궤양결장염은 수술 치료 • 암의 발생, 중독성거대결장증, 대출혈, 천공 시 수술 치료

2. 궤양성 대장염의 간호중재

간호문제	간호진단	간호목표
• 빈번한 배변에 의해 일상생활 지장	• 설사에 의한 배변횟수의 증가, 증상의 악화 및 약물·식사요법에 관한 지식부족	**배변 조절을 위한 관리** • 약물요법 및 식사요법에 대한 중요성을 인식하여 발병 전의 일상생활을 유지하도록 한다.
• 야간 설사로 인한 수면장애 발생	• 배변 횟수 증가로 인한 수면상황의 변화	**설사 치료로 정상 수면 회복** • 설사를 완화하여 수면시간을 확보하고 휴식과 활동의 균형을 조절한다.
• 점혈변이나 설사에 의한 항문주위 피부의 장애	• 피부 통합성 장애 위험 상태	**항문주위 청결 유지** • 배변 후 항문 주위의 청결유지로 피부장애를 예방한다.
• 식사요법에 대한 지식 부족으로 인한 저영양 상태	• 필요량 이하의 영양 섭취로 인한 영양 불균형	**올바른 식사요법으로 영양상태 회복** • 식사요법에 대한 중요성을 인식하고 적절한 식사요법을 실시하도록 한다.

간호수행

배변 조절을 위한 관리

- 배변상황을 고려한 행동관리를 함께 생각한다.
- 약물요법 및 식사요법을 적절히 실시하도록 도와준다.
- 배변 양상을 관찰한다.

수술 후 합병증 관리

- 설사 : 장운동이 정상으로 돌아올 때까지 고형식이 금지
- 변비 : 저잔여식이, 수분섭취 권장

항문주위 청결 유지

- 설사로 인한 항문주위 피부장애의 정도를 관찰한다(발적, 종창, 통증).
- 스테로이드제 사용 중에는 감염상태가 되기 쉬우므로 항문주위의 감염예방의 중요성을 설명한다.

올바른 식사요법으로 영양상태 회복

- 영양 결핍상태가 나타나므로 장의 자극을 피하기 위해 휴식을 취하도록 한다.
- 혈변, 설사, 복통과 같은 장증상이 심할때는 일단 장이 쉬도록 금식을 좀 유지하는 것이 좋고, 식사는 부드럽고 자극적이지 않은 음식으로 조금씩 자주 먹는다. 식욕이 너무 없을 경우 뉴케어나 그린비아, 엔슈어 같은 상업용 성분음료제품 섭취도 가능하다.
- 수분을 충분히 섭취하도록 하여 수분전해질 균형을 유지한다.
- 고열량, 고탄수화물, 고칼로리, 고비타민, 저지방, 저잔여식이, 균형잡힌 식단, 비타민 B_{12} 공급
- 흡수불량시 비경구 영양

궤양성 대장염 포인트 리뷰

셀프 복습 문제

개요

01 궤양성 대장염에 대해 간략히 기술해보자.

________에서 시작되어 대장 안쪽으로 분포되는 특징을 보이며 악화와 완화가 반복되는 만성경과를 거치게 된다.

증상

02 다음 중 궤양성 대장염의 주요 증상에 대한 것을 골라보자.

① 혈변 ② 설사(1일 10~20회) ③ 점액변 ④ 복통 ⑤ 변비

간호

03 궤양성 대장염 환자의 간호에 대해 기술해보자.

① 수분을 충분히 섭취하도록 하여 ____________을 유지한다.

② 충분한 영양을 위한 ___________, ___________, ___________, ___________식이를 권장한다.

정답

01 직장

02 ①②③④

*염증으로 인한 장의 연동운동 저하로 가끔 변비 증상이 나타나기도 한다.

03 ① 수분 전해질 균형

② 고열량, 고탄수화물, 고칼로리, 고비타민

핵심 정리 문제

01 궤양성 대장염 환자에게 항콜린성 제제를 처방하는 목적으로 옳은 것은?

① 설사 완화
② 변비 완화
③ 감염 예방
④ 구토 예방
⑤ 염증 감소

02 다음 중 궤양성 대장염 환자에게 적절하지 않은 식이요법은?

① 섬유소가 적게 함유된 음식을 제공한다.
② 충분한 수분 섭취를 권장한다.
③ 저칼로리 식이를 제공한다.
④ 식사는 소량씩 자주 하도록 한다.
⑤ 유제품은 제한한다.

03 궤양성 대장염의 증상으로 옳지 않은 것은?

① 점혈변
② 설사
③ 빈혈
④ 지방변
⑤ 체중감소

정답

01 ①
항콜린성 제제는 장운동을 감소시켜 복부 통증과 불편감을 감소해 복부경련과 설사를 완화한다.

02 ③
* 궤양성 대장염 환자는 잦은 설사를 하므로 저자극, 저섬유소, 고수분, 고탄수화물, 고열량, 고비타민 식이를 제공한다.

03 ④
* 궤양성 대장염의 증상으로 점혈변, 설사, 구토, 빈혈, 체중감소 등이 나타나며 합병증으로 천공, 중독성 거대결장 등이 나타난다.

04 궤양성 대장염 환자에게 항염증제인 sulfasalazine을 처방했을 때 결핍의 위험이 있는 영양소는?

① 칼슘
② 엽산
③ 철분
④ 비타민 C
⑤ 비타민 D

정답

04 ②

sulfasalazine은 엽산의 흡수를 방해하여 엽산 결핍을 초래할 수 있다. 이 약을 복용하는 환자는 매일 1mg의 엽산을 복용하여 보충하도록 한다.

크론병 간호관리

1. 병태생리로 보는 크론병

크론병(Crohn's disease)의 원인은 명확하지 않고 주로 젊은층(10~30대)에서 나타나며 섬유화나 궤양을 동반하는 육아종성 염증성 병변이 전 소화관의 어느 부위에서나 발생할 수 있는 만성 염증성 자가면역 질환이다. 회장 말단부위에 호발하며 침범된 장간막은 비대해진다.

병 인	• 유전적·자가면역요인, 환경인자(미생물감염, 장내 세균무리의 변화 등)
병 태	• 협착, 폐쇄(장폐색증상) • 복강 내 장기의 누공(복통, 복부농양) • 흡수불량증후군 • 점액변, 물설사 • 변통이상(뒤무직) • 영양흡수장애(소아 환자에게서는 성장 장애) • 빈혈 • 주요 발생부위 : 회맹부(ileocecal)
증 상	• 복통(93%–96%), 특히 우하복부 통증(말단회장 및 우측대장 병변 의심) • 체중감소(80%–86%) • 설사(73%–76%) • 점액변 • 항문주위의 불편감 또는 통증 • 항문주위의 병변(항문농양, 누공, 열상 등) • 구역, 구토 • 일부환자에서 장외증상 (관절, 피부, 눈, 구강, 간담도 등의 이상)

진 단 및 검 사	**검사** • 대장내시경 검사, 소장내시경 검사, 위내시경 검사, 캡슐내시경 검사 • 바륨조영술 • MRI Enterography, CT Enterography로 소장 침범 여부 필수로 평가함 • 생검 • 혈액검사(CBC, ESR, CRP, Chemistry, ASCA) • 대변검사(세균배양, 기생충 검사, C-difficile toxin, calprotectin)

치 료	**영양요법(증상 악화기)** • 장관의 안정, 금식 • 정맥수액요법(영양공급) • 약물치료 시작하고 환자의 장 증상에 따라 경구 섭취량 조절 **약물요법** • 5-ASA제제 • 면역억제제 • 항생제 • 항 TNF 제제(인플립시맙, 아달리무맙) **외과치료** • 절대적응증(장폐색증, 천공, 대량출혈, 중독성거대결장증) • 상대적응증(난치성협착, 농양)

2. 크론병의 간호중재

간호문제	간호진단	간호목표
• 장관의 염증에 의한 복통이나 설사	• 지속적인 복통, 설사로 인한 안락 장애	**설사로 인한 고통 완화** • 고통을 관리하여 완화할 수 있는 방법을 일상생활의 동작에서 실행할 수 있도록 한다. • 탈수나 전해질불균형의 징조나 증상을 환자가 표현할 수 있도록 한다.
• 경구섭취 불량이나 소화흡수불량에 의한 영양상태의 악화	• 필요량 이하의 영양 섭취	**영양장애 완화** • 식사요법의 주의점을 이해하고 증상의 변화에 따른 식사에 유의한다.
• 설사의 지속에 의한 체중량이나 전해질의 불균형	• 전해질 불균형 위험	**정상 체액 회복** • 수분필요량을 섭취하여 피부나 점막이 촉촉하게 유지되도록 한다.
• 질환과 치료법의 지식 부족으로 요양생활이 곤란함	• 비효율적인 개인 대처	**크론병에 대한 이해** • 크론병의 특징, 치료법, 내복약, 합병증을 이해할 수 있도록 한다.

간호수행

설사로 인한 고통 완화

- 심신을 안정하고 안락한 체위를 유지하도록 한다.
- 복부에 따뜻한 찜질을 하여 주고 복부가 차갑지 않도록 유의한다.
- 항문부위의 청결을 유지한다(세정 및 좌욕).
- 설사 악화 원인과 이로 인한 합병증에 대해 설명하고 관찰한다.
- 냄새가 없는 환경을 조성하고 항문 주위를 청결하게 한다.
- 설사로 인한 항문주위 피부장애에 대한 간호를 한다.
- 설사 횟수, 양상을 파악한다
- 매일 동일한 시간에 체중을 잰다

영양장애 완화

- 구강점막의 상태나 체중의 변화를 관찰한다.
- 고섬유식, 카페인, 알코올, 흡연 등을 피하도록 한다.
- 고단백, 고열량, 고탄수화물, 고비타민 식이, 저지방, 저섬유 식이를 하도록 식품의 선택과 조리법을 지도한다.
- 비타민 B_{12}는 말단회장에서 흡수되는데 크론병이나 원위부 회장절제술 환자에게서는 비타민 B_{12} 결핍으로 빈혈이 발생한다. 비타민 B_{12} 공급시에는 장내 흡수가 안되므로 경구투여하지 않고 근육주사한다.
- 영양 결핍상태가 동반되므로 휴식을 취하도록 한다.
- Sulfasalazine 사용 시에는 엽산을 보충해준다.

정상 체액 회복

- 수분 전해질 균형을 유지한다.
- 필요한 수분량의 섭취와 체액량 부족의 상태, 식사섭취량과 배설횟수, 변의 형태, 변의 양을 관찰한다.

크론병에 대한 이해

- 크론병의 합병증(빈혈, 장폐색, 장천공, 성장 장애 등)과 크론병의 원인, 치료법(외과적 치료법 및 내과적 치료법), 환자에게 설명하여 불안감을 없애준다.

TIP

궤양성 대장염과 크론병의 공통점

- 설사, 복통 증상이 나타난다.
- 만성 염증성 질환
- 증상이 호전되다가 갑자기 악화되는 경과를 거치기도 한다.

크론병 포인트 리뷰

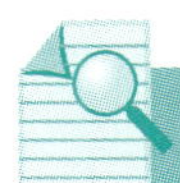

셀프 복습 문제

개요

01 크론병에 대해 간단히 기술해보자.

① ____________에 호발하며 침범된 장간막이 비대해지는 질환이다.

② 크론병 환자에게 비타민 B_{12} 공급 시에는 장내 흡수가 안 되므로 경구투여하지 않고 ____________한다.

③ 장 염증으로 인한 통증, 15~35세의 젊은 층에 호발, 복강 내 장기의 __________초래

원인

02 크론병의 원인은 무엇인지 기술해보자.

– 원인은 불분명하나 ________ 및 _________등의 소인이 작용하는 것으로 생각된다.

증상

03 크론병의 주요 증상을 모두 골라보자.

① 설사 ② 점액변 ③ 오심, 구토 ④ 빈혈
⑤ 고열 ⑥ 체중 감소 ⑦ RLQ(우하복부) 통증

정답

01 ① 회장 말단부위
② 근육주사
③ 누공

* 비타민 B_{12}는 말단회장에서 흡수되는데 크론병에서는 비타민 B_{12} 결핍으로 빈혈을 초래한다. 비타민 B_{12} 공급 시에는 장내 흡수가 안 되므로 경구투여하지 않고 근육주사한다.

02 유전, 자가면역

03 ①~⑦

간호

04 크론병 환자의 간호에 대해 기술해보자.

① ______________을 유지한다.

② 충분한 영양을 위한 ____________, ______________, ______________, ____________식이를 권장한다.

③ ______________, ______________, ______________, ________을 피하도록 한다.

④ Sulfasalazine 사용 시에는 __________을 보충해준다.

정답

04 ① 수분 전해질 균형
② 고열량, 고탄수화물, 고칼로리, 고비타민
③ 고섬유식, 카페인, 알코올, 흡연
④ 엽산

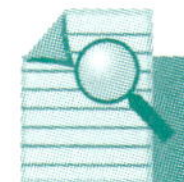

핵심 정리 문제

01 다음 중 궤양성 대장염과 크론씨병에서 공통적으로 나타나는 소견이 아닌 것은?

① 직장에서 시작된 침범이 상행한다.
② 설사, 복통 증상이 나타난다.
③ 증상이 호전되다가 갑자기 악화된다.
④ 영양부족이 잘 생긴다
⑤ 만성 염증성 장질환이다.

정답

01 ①
①은 궤양성 대장염의 소견이다.

02 크론병 환자의 진단소견으로 볼 수 있는 것이 아닌 것은?

① 점액변
② 급격한 체중 증가
③ 장 염증으로 인한 통증
④ 복강 내 장기의 누공
⑤ 주로 하부 회장 침범

02 ②
* 심각한 체중 감소가 나타난다.

03 크론병의 증상으로 옳지 않은 것은?

① 설사
② 점액변
③ 빈혈
④ 체중감소
⑤ 변비

03 ⑤
* 크론병의 증상으로는 우측하복부통, 체중감소, 설사, 고열, 빈혈 등이 나타난다.

04 크론병의 치료에 대한 설명으로 옳은 것은?

① 스테로이드 처방은 금한다.
② 수술적 치료가 우선적 치료이다.
③ 장폐색인 경우 폐색 부위만 국소적 수술을 실시한다.
④ 비타민 B_{12}를 경구투여한다.
⑤ 증상 악화기에도 영양공급을 위해 반드시 식사를 하도록 한다.

정답

04 ③
① 약물요법으로 스테로이드제, 면역억제제 등을 처방한다.
② 영양요법이 우선시된다.
④ 크론병에서는 회장 말단이 침범되므로 회장 말단에서 흡수되는 비타민 B_{12}의 결핍이 일어나므로 비타민 B_{12}를 근육주사로 투여한다.
⑤ 증상 악화기에는 장관의 안정을 위해 금식을 하도록 하고 장 증상에 따라 경구 섭취량을 조절한다.

흡수불량증후군 간호관리

1. 병태생리로 보는 흡수불량증후군

영양소를 흡수하지 못하면 결핍에 따른 여러 가지 증상이 발생한다. 흡수불량에 따른 여러 가지 증상을 일괄하여, 흡수불량 증후군이라고 한다.

병 인	• 설사는 흡수불량 시 나타나는 가장 일반적인 증상으로, 영양소와 지방이 흡수되지 못할 때이차적으로 발생한다. 그 예로 지방변을 들 수 있는데, 지방변은 담즙산이 결합하지 못하거나, 지방이 흡수되지 않은 경우, 장관에 박테리아가 있을 때 발생한다.

병 태	• 알부민 누출 증가 • 프로테인 섭취 및 흡수 저하 • 지방, 탄수화물, 단백질의 섭취 및 흡수 저하 • 비타민 K, B_{12} 흡수 저하 • 단당류, 아미노산 흡수 저하

증 상	• 체중감소 • 지방변, 설사 • 저단백혈증 • 탈모, 부종 • 무력권태감, 우울증 • 빈혈 • 골연화증, 골다공증

진 단 및 검 사	• 지방변의 진단 – 분변지방 염색법 – 혈청 카로틴 – 혈청 콜레스테롤 • D–xylose 검사 • Schilling test(비타민 B_{12} 흡수시험)

치 료	• 원인적 치료 • 식이요법

2. 흡수불량증후군의 간호중재

간호문제	간호진단	간호목표
• 설사, 지방변 • 대변양 증가 • 체중감소 • 복부팽창과 가스(탄수화물 흡수불량) • 삶에 대한 욕구 감소 • 잦은 타박상(자반증) • 빈혈(철과 엽산 또는 비타민 B_{12}의 결핍) • 뼈의 통증(칼슘과 비타민 D의 결핍) • 부종(저단백증)	• 영양부족	• 영양소의 흡수가 정상적으로 이루어져 대상자에게서 체중감소의 증상이 나타나지 않게 한다.

간호수행

- 처방된 분량의 위관영양 식이를 제공한다.
  - 처음에는 식이를 묽게 해서 소량씩 준다. 대상자의 소화능력에 따라 농도와 양을 증가시키도록 한다.
  - 위관영양 식이를 주는 동안에 침대머리를 높여준다.
  - 관의 위치가 바뀌지 않도록 계속적으로 사정한다.
  - 가능하다면 지속적인 주입펌프를 사용한다.
  - 위관식이에 색소를 가미하여 주입 시 관찰할 수 있도록 한다.

간호진단 PLUS +

- **혈액검사** : 철분결핍으로 인해 저색소성 소세포성 빈혈이 발생하기 때문에 평균 적혈구 용적(MCV), 평균 적혈구 혈색소(MCH), 평균 적혈구 혈색소 농도(MCHC)가 감소한다. 비타민 B_{12}와 엽산의 결핍으로 인한 대구성 빈혈(macrocytic anemia)이 발생하면 평균 적혈구 혈색소 농도(MCHC)가 상승한다. 혈청 콜레스테롤 수치는 지방의 소화와 흡수가 감소하여 낮아진다. 혈청 칼슘치가 낮은 것은 비타민 D와 아미노산의 흡수불량을 나타낸다. 혈청 비타민 A(retinol)와 카로틴의 수치가 낮아지는 것은 담즙산의 부족을 의미하며, 지방 흡수불량이 나타나게 된다. 단백질이 소실될 경우 총단백 수치가 낮게 나타날 것이다. 흡수불량과 소화불량의 경우 대변의 지방 함량이 올라간다.
- **락토스 불내인성 검사(lactose tolerance test)** : 혈당이 공복 시 혈당보다 20% 미만 범위에서 상승을 보이면, 락토스 불내인성이 있다고 판단한다.
- **쉴링(schilling)검사** : 비타민 B_{12}가 소변에서 배설되는 수치를 측정하여 악성빈혈과 다른 흡수불량 증후군을 구분할 수 있다.

흡수불량증후군 포인트 리뷰

셀프 복습 문제

개요

01 흡수불량증후군에 대해 간단히 기술해보자.

– ________를 흡수하지 못하여 생기는 결핍에 따른 여러 가지 증상을 말한다.

정답

01 영양소

증상

02 흡수불량증후군의 주요 증상을 나열해 보자.

① ______
② ________
③ _____
④ _____
⑤ ________ 등

02 ① 체중감소
② 지방변, 설사
③ 탈모
④ 빈혈
⑤ 권태감 및 우울증

간호

03 흡수불량증후군의 간호에 대해 기술해보자.

① ________를 제공한다.
② 식이를 ______해서 소량씩 준다.
③ 위관영양 식이를 주는 동안에 ________를 높여준다.
④ 위관식이에 _______를 가미하여 주입 시 관찰할 수 있도록 한다.

03 ① 위관영양 식이
② 묽게
③ 침상머리
④ 색소

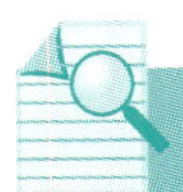

핵심 정리 문제

01 다음 중 흡수불량증후군의 주요 증상이 아닌 것은?

① 체중감소
② 빈혈
③ 고단백혈증
④ 골다공증
⑤ 부종

02 흡수불량 증후군의 간호중재로 옳지 않은 것은?

① 위관영양주입을 실시한다.
② 처음에는 소량의 식이를 제공하고 점차 양을 늘린다.
③ 식이 제공 시 침상머리를 높인다.
④ 설사 예방을 위해 물기가 없는 음식 위주로 제공한다.
⑤ 위관식이에 색소를 가미하여 주입 시 관찰할 수 있게 한다.

정답

01 ③
저단백혈증이 나타난다.

02 ④
위관 영양 공급 시 식이를 묽게 해서 소량씩 제공한다.

충수염(막창자꼬리염) 간호관리

1. 병태생리로 보는 충수염(막창자꼬리염)

충수염은 맹장(막창자) 끝에 달린 가느다란 돌기인 충수(막창자꼬리)에 염증이 발생하는 것을 말한다. 처음에는 명치부위, 배꼽을 중심으로 한 둔통, 산통으로 시작하여 염증이 복막까지 파급되면 오른쪽 아랫배에 국한된 예리한 통증으로 진행된다.

병 인	• 충수관강 폐쇄 : 관강 내부 압력의 증가로 정맥의 배액이 감소하고, 혈전증, 부종이 발생한다. • 충수의 꼬임, 장벽의 섬유상태
병 태	• 처음에는 명치부위, 배꼽을 중심으로 한 둔통, 산통으로 시작하여 염증이 복막까지 파급되면 오른쪽 아랫배에 국한된 예리한 통증으로 진행된다. • 세균이 침입하여 괴사되고 심한 경우 천공이나 파열이 발생하여 복막염으로 진행될 가능성이 있다. • 젊은 연령층에 호발(10~20대)
증 상	• McBurney's point 지점의 통증(Rovsing's 징후) • 내장통증에서 몸통증으로 진행 • 복막자극증상 • 무력장폐색증 • 단단한 복부 촉지(급성 충수염 증상) • 통증 후 구역, 구토 • 식욕 저하 • 발한 • 백혈구(WBC)증가 ※ 복막염이 발생했을 때의 증상 - 얕은 호흡 - 복부 전체의 강직과 통증 - 장음의 소실 * 이러한 복막염 증상을 보일 때에는 우선 의사에게 보고하고 응급수술 준비를 한다.

진 단 및 검 사	• 압통점 검사 – McBurney's point(이 부위를 눌렀다 뗄 때 통증이 있음) – Lanz's point – Rovsing 징후(+) – 복부 X선 촬영 – 초음파 검사

치 료	• 보존 치료 • 충수절제술(천공, 복막염 소견 시) • 항생제 투여

TIP

임신부의 충수염

임신부에게 급성 복증(acute abdomen)이 나타났을 경우에는, 산부인과질환 외에 충수염도 생각해야 한다. 임신 후기에 충수가 이동한다는 사실을 모르면, "McBurney's point에 압통(tenderness)이 없다 = 충수염이 아니다"라고 성급한 진단을 내리게 된다. 임신 중에도 충수염에 걸리면 외과적으로 충수 절제술을 시행한다.

2. 충수염(막창자꼬리염)의 간호중재

간호사정	간호진단	간호목표
• 복부 한 지점을 손가락으로 눌렀다가 떼면서 나타나는 반동압통이 있는지 사정한다. • 대상자의 체온은 정상이거나 37.2~38℃로 약간 높은 정도이다(38.2℃ 이상의 고열은 복막염이 있다는 것을 의미).	• 충수염과 관련된 통증 • 충수 천공으로 인한 감염 가능성(복막염) • 구토와 간질액 이동과 관련된 체액 부족 • 위장계 증상과 관련된 영양 부족	• 충수염/막창자꼬리염으로 인한 수술과 관련된 염증의 증상이 나타나지 않도록 한다. • 합병증이 관찰되지 않도록 한다.

간호수행

내과적 관리

- 염증과 감염을 제거하고 합병증을 예방하기 위해 신속하고 효과적인 치료가 필요하다.
- 장의 휴식을 위해 금식하고 정맥 내로 수액을 공급한다.
- 관장과 하제는 염증 부위를 자극해 천공을 유발할 수 있기 때문에 금한다.
- 항생제는 정맥투여하며, 진통제는 증상을 은폐시키기 때문에 확진 후 사용한다.

외과적 관리

- 합병증으로 천공이 발생하면 복막염이 되기 때문에 충수염/막창자꼬리염으로 진단되면 가능한 한 곧 수술을 시행한다(증상 발현 24~48시간 내에 충수를 제거).

〈충수절제술의 수술 전 간호〉

- 정맥 주사를 통해 체액 손실을 보충하고, 발열 시에는 아스피린 같은 해열제를 투여한다.
- 마비성 장폐색을 예방하기 위해 비위관을 삽입한다.

〈충수절제술의 수술 후 간호〉

- 반좌위를 취하도록 하여 절개부위와 복부 장기의 긴장을 완화하고 통증을 줄인다.
- 개복술을 한 경우 봉합사는 수술 후 5~7일 사이에 제거한다(정상 활동은 2~4주 후에 가능).
- 복막염의 가능성이 있으면 절개 부위에 배액관을 삽입한다.
- 대상자와 보호자에게 상처 관리와 드레싱 교환에 대해 교육한다. 수술 후 며칠 동안 장폐색증이나 이차적 출혈의 징후가 있는지 관찰한다. 이차적 농양이 골반, 횡격막하, 간 등에서 생길 수 있으며 고열, 빈맥, 백혈구 상승 등이 나타나는지 모니터한다.
- 충수절제술 후 특별한 합병증이 없는 경우에는 빠른 가스배출과 상처회복을 위해 가능한 한 많이 움직이도록 격려하고 돕는다.
- 수술 후 발열이나 심한 통증이 없고 합병증이 없으면 대개 수술 후 3~4일에 퇴원한다.
- 복강경을 이용해 외과적 절제를 하고 합병증이 없는 경우는 수술 후 1~2일 후 퇴원할 수 있다.

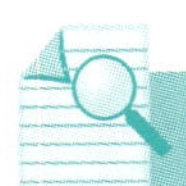

충수염(막창자꼬리염, 맹장염) 포인트 리뷰

셀프 복습 문제

병인 및 병태

01 충수염의 병인 및 병태에 대해 간단히 기술해보자.

① 충수의 관강 폐쇄로 관강 내부의 압력이 ________하게 되면 정맥 배액이 감소하고 혈전증 및 부종이 발생한다.

② 세균이 침입하여 괴사되고 심한 경우 ______이나 ______이 발생하여 _______으로 진행될 가능성이 있다.

정답

01 ① 증가
② 천공, 파열, 복막염

증상

02 다음 중에서 충수염의 증상에 대해 옳은 것을 모두 골라보자.

① Mcburney's point 지점의 통증(Rovsing's 징후)
② 오심, 구토
③ 식욕 저하
④ 미열
⑤ 백혈구(WBC) 감소
⑥ 무릎을 구부린 자세로 누운 경우 통증이 완화된다.
⑦ 급성 충수돌기염의 증상으로 단단한 복부가 촉지된다.

02 ①②③④⑥⑦
* ⑤ 백혈구 수는 증가한다.

03 복막염이 발생했을 때의 증상에 대해 기술해보자.

① _______호흡
② 복부 전체의 ________과 ______
③ ______의 소실

03 ① 얕은
② 강직, 통증
③ 장음
* 이러한 복막염 증상을 보일 때에는 우선 의사에게 보고하고 응급수술 준비를 한다.

치료

04 충수염의 대표적인 치료는?

① ____________

② ____________

05 충수절제술 후 특별한 합병증이 없는 경우에는 빠른 ________과 ________을 위해 가능한 한 많이 움직이도록 격려하고 돕는다.

정답

04 ① 충수절제술
② 항생제 투여

05 가스배출, 상처회복

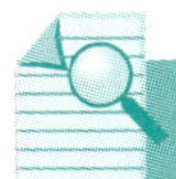

핵심 정리 문제

01 충수염의 증상으로 옳지 않은 것은?

① 우하복부로 진행되는 급격한 통증
② 오심 및 구토
③ 심한 고열
④ 누워서 다리를 구부리는 자세
⑤ 10,000/㎣ 이상의 백혈구 증가

02 다음 중 충수염의 증상으로 옳은 것은?

① RLQ에 압통을 느낀다.
② 머피 징후가 나타난다.
③ 초기 증상으로 지속적인 고열이 나타난다.
④ 저체온증이 나타난다.
⑤ 백혈구 감소증이 나타난다.

03 충수염 진단 시에는 어떤 검사를 하는가?

① 바빈스키 반응 검사
② 머피 징후 검사
③ 맥버니 압통점 검사
④ 케르니히 징후 검사
⑤ 레이노드 징후 검사

04 충수절제술의 수술 전후 간호에 대한 내용으로 옳지 않은 것은?

① 천공의 위험이 있으므로 관장을 금하고 온찜질을 권한다.
② 발열 시에는 아스피린 등의 해열제를 투여한다.
③ 수술 전 감염 예방을 위해 항생제를 투여한다.
④ 수술 후 보통 2~4주 후에 정상적으로 활동할 수 있음을 알려준다.
⑤ 수술 후 발열이나 심한 통증이 없고 합병증이 없으면 대개 수술 후 3~4일에 퇴원한다.

정답

01 ①
③ 지속적이고 심한 고열은 급성 충수돌기염의 합병증인 천공 및 복막염의 증상이다.

02 ①
② 머피징후는 담낭염의 증상이다.
③ 지속적이고 심한 고열은 충수염의 합병증인 천공 및 복막염의 증상이다.
④ 충수염 증상으로 미열이 나타난다.
⑤ 10,000/㎣ 이상의 백혈구 증가가 나타난다.

03 ③
충수염에서는 (앞-뒤 장골가시와 배꼽을 연결하는 1/3지점)을 깊이 눌렀다가 손을 뗄 때 통증이 나타난다. 또한 McBurney's point의 대칭점인 LLQ에 압력을 가하면 McBurney's point(RLQ)에 통증을 느끼는 Rovsing's 징후가 양성이다.

04 ①
온찜질은 염증을 촉진시켜 복막염을 초래할 수 있으므로 냉찜질을 하도록 한다.

장폐색증(창자막힘증) 간호관리

1. 병태생리로 보는 장폐색증(창자막힘증)

장폐색증(ileus)이란 장관내강의 폐쇄나 장관의 운동장애 등으로 장애가 일어나 정상적인 장관내용물이 항문 쪽으로 통과하지 못하는 병적인 상태를 말하는 것으로 장관의 통과장애를 이르는 말이다. 회장(돌창자) 폐쇄가 많다.

병인 및 원인	• 선천성 • 바이러스 감염(장관 림프절염) • 장중첩증 • 장관의 종양, 염증 • 장관 내강(돌, 이물질, 회충 등)
병태	• 단순장폐색증(연동운동의 항진) • 교액장폐색증(혈류장애-괴사-지속적 통증-천공-복막염) • 무력장폐색증(연동운동의 소실)
증상	• 장연동운동의 항진 • 경련성 복부통증 • 배변 정지 • 체액 및 가스로 인한 복부팽만 • 오심, 구토 • 전해질 균형의 이상

진단 및 검사	**진단** • 청진(금속성 장음) • 구토의 횟수 및 내용물 관찰 **검사** • 복부 X-선 검사 : 소장 내의 가스 증가 • 초음파 검사 • 주장 조영 검사 • 방사선 영상 진단
치료	**보존 치료(원칙)** • 탈수에 대한 수액 보충 • 전해질 보충 **외과수술** • 장 부분절제 • 교액장폐색증은 긴급수술 요함 • 장 튜브삽입(장관 감압) 및 위관삽입(위액흡인)

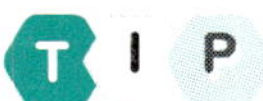

장중첩증

장중첩이란 장관의 일부가 주변 장관 속으로 말려 들어가 장폐색을 일으키는 것이다. 바륨관장을 하여 장중첩 부위를 진단할 수 있다. 조기에는 바륨관장으로 압력을 가하여 중첩을 풀 수 있다.

2. 장폐색증(창자막힘증)의 간호중재

간호문제	간호진단	간호목표
• 구토에 의한 체액 상실로 인한 탈수	• 장폐색과 관련된 체액 불균형	**전해질 균형 회복** • 수액에 의하여 필요한 수분량이 보급되고 전해질 균형이 정상이 되도록 한다.
• 복통·구토에 의한 신체적 통증	• 복부 팽만과 관련된 구토·통증	**구토 증상 완화** • 증상을 경감시키고 차분하게 지낼 수 있도록 한다.

간호수행

전해질 균형 회복

- 복부 증상의 상황·정도, 탈수 상태·정도의 경과를 관찰하고, 수액 관리를 한다.
- 가족에게 수액의 필요성을 설명한다.
- 장폐색 진단을 받은 모든 환자는 정맥 수액요법을 실시한다.
- 장막이나 복막강으로 혈액손실이 있을 때 수혈을 시행한다.
- 활력징후와 다른 체액의 양상을 관찰한다.
- 점막의 수분을 유지하기 위해 구강간호를 자주 제공한다.
- 수술하지 않은 경우 소량의 얼음조각을 입에 물게 할 수 있다.

구토 증상 완화

- 침대에서 안락하게 지낼 수 있는 환경을 만들어 준다.
- 아동 환자가 안락하게 지낼 수 있도록 체위를 연구한다.
- 구토 시는 조속히 구토물을 치우고 구토의 유발을 피하도록 한다.
- 진통제는 천공이나 복막염의 임상증상을 감추기 때문에 대부분의 경우 진단을 내리기 전까지 처방하지 않는다.
- 소염진통제, 진경제, 항생제 등을 사용한다.
- 연동운동을 증진시키기 위해 체위변경을 자주 해준다.
- 음식과 수분을 섭취하면 불편감이 악화되므로 피한다.

장폐색증(창자막힘증) 포인트 리뷰

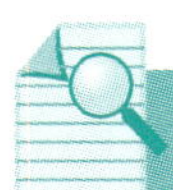

셀프 복습 문제

개요

01 장폐색에 대해 기술해 보자.

– 장폐색이란 장관내강의 ______나 장관의 ________등으로 장애가 일어나 정상적인 장관내용물이 ________쪽으로 통과하지 못하는 상태를 말한다.

02 장중첩증에 대해 기술해보자.

– 장중첩이란 장관의 일부가 주변 장관 속으로 말려 들어가 장폐색을 일으키는 것이다. ___________을 하여 장중첩 부위를 진단할 수 있다. 조기에는 ___________으로 압력을 가하여 중첩을 풀 수 있다.

증상

03 다음 중 장폐색 시의 증상을 모두 골라보자.

① 경련성 복부 통증
② 오심, 구토
③ 변비
④ 복부팽만
⑤ 괴사 시 발열
⑥ 장음 소실

간호

04 장폐색의 간호중재에 대해 기술해보자.

① 전해질 균형 회복을 위해 _________를 한다.
② ________을 증진시키기 위해 체위변경을 자주 해준다.

정답

01 폐쇄, 운동장애, 항문

02 바륨관장, 바륨관장

03 ①②③④⑤⑥
* 장음은 초기에는 고음이나 후기로 가면 감소 또는 소실된다.

04 ① 수액 관리
② 연동운동

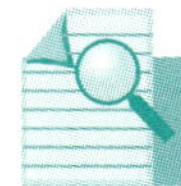

핵심 정리 문제

01 장폐색의 신체사정 소견으로 옳지 않은 것은?

① 장음 소실
② 복부 팽만
③ 혈압 상승
④ 탈수
⑤ 복통

02 장폐색에 대한 설명 중 옳지 않은 것은?

① 가스가 통과하지 못하는 증상이 나타난다.
② 장중첩은 장폐색의 원인 중 하나이다.
③ 경련성 복부 통증이 나타난다.
④ 장 개방을 위해 비장관, 비위관을 삽입한다.
⑤ 유착이나 암 등은 장폐색의 주요 원인이다.

03 다음 검사 중 장중첩증의 진단 및 치료로 시행하는 것은?

① 바륨 연하 검사
② 초음파 검사
③ 대장 내시경 검사
④ 복부 CT 검사
⑤ 바륨 관장 검사

정답

01 ③
전해질 균형의 이상으로 세포외액과 순환 혈액량이 감소되어 혈압도 낮아진다.

02 ④
장폐색 환자에게 비장관과 비위관을 삽입하는 이유는 장관 내 압력 감소를 위해서이다.

03 ⑤
* 장중첩증에는 복부초음파와 바륨 관장 검사로 진단을 내리는데, 바륨관장 검사는 진단과 함께 비수술적 치료로 이용되고 있다.

04 **갑작스런 경련성 복통, 가스 및 변 배출이 어려운 환자의 신체 사정 시 장음 소실과 복부 팽만이 나타났다. 이때 가장 먼저 해야 할 간호중재는?**

① 휴식 및 비위관 삽입
② 전해질 균형 회복
③ 영양 공급
④ 항생제 투여
⑤ 수술 준비

정답

04 ①
마비성 장폐색 증상이 나타날 때에는 환자에게 휴식을 취하도록 하고, 복부 팽만을 예방하기 위해 위관을 삽입하여 위액을 흡인한다.

대장암의 간호관리

1. 병태생리로 보는 대장암

현재 대장암 발병률은 증가하는 추세이다. 그에 비해서 같은 소화관암인 위암은 감소 추세에 있다. 대장암 발병 위험을 높이는 인자는 고지방식, 고칼로리식, 고기, 달걀 등으로 식생활의 서구화가 대장암의 발병률을 높이는 것으로 생각된다. 대장은 크게 결장과 직장으로 나뉜다. 결장에 생기는 암을 결장암, 직장에 생기는 암을 직장암이라고 하며, 이를 통칭하여 대장암 혹은 결장 직장암이라고 한다.

병 인	• 고지방식, 고칼로리식(고기, 달걀 등), 저섬유식, 저비타민식 위주의 식단 • 장시간 앉은 자세 • 비만 • 알코올 • 만성 궤양성 대장염 • 가족력

병 태	• 담즙분비의 촉진 • 변의 장통과 시간 연장 • 장관내의 협착(통과 장애) • 천공 • 장관내압 상승

증 상	• 복통, 혈변, 오심, 구토, 식욕부진, 체중감소 • 배변습관 이상(변비, 설사) • 장폐색 증상 • 증상이 적어 발견이 늦다.

진 단 및 검 사	**검사** • 대변 잠혈 반응검사(혈변·하혈의 유무) • 직장 손가락 검사 • 주장 X-선 조영(Ba Enema) • 복부 초음파 검사 • CT검사, MRI 검사 • 대장 내시경 검사

치 료	**방사선 요법** **항암화학요법** **수술 요법** • 외과 수술이 기본이다(조기암은 내시경 절제). • 회맹장 절제술 • 우측 반결장 절제술 • 횡행결장 절제술 • 좌측 반결장 절제술 • S상결장 절제술 • 회장루술 • 결장루술

2. 대장암의 간호중재

간호문제	간호진단	간호목표
• 암에 의한 통과 장애에 따른 저영양 상태	• 필요량 이하의 영양 섭취로 인한 영양 불균형	**영양 상태 회복** • 수술까지는 저영양 상태를 개선할 수 있도록 한다. • 영양 상태 개선의 필요성을 이해시킨다. • 경구 섭취 가능한 음식을 선택하도록 한다. • 복부 증상 출현 시에는 경구 섭취를 중단해야 할 필요성을 이해시킨다. • 경구 섭취 이외의 영양 섭취의 필요성을 이해시킨다.
• 장루(stoma, 인공항문)에 의한 신체상의 혼란의 가능성이 있다.	• 인공항문으로 인한 신체상 혼란	**인공항문에 대한 거부감 해소** • 인공 항문의 설치 시 신체 상태의 변화를 인정하도록 한다. • 장루(stoma, 인공항문) 설치의 필요성을 이해할 수 있도록 한다. • 채변 봉지에서 배설물 처리가 가능하도록 한다. • 장구 교환 요청의 표현을 할 수 있도록 한다.
• 배변 조절 불량에 의한 수면 장애	• 수면 유지 곤란	**배변 조절 기능 회복으로 인한 충분한 수면 유지** • 배변 조절을 양호하게 유지한다. • 대장의 기능의 변화에 대하여 기술하도록 한다. • 변 누출의 원인을 찾을 수 있다. • 누출에 대한 대처 방법을 실시할 수 있다. • 변이 누설되지 않고 충분한 수면이 유지되도록 한다.

간호수행

수술 전 간호 : 장준비

- 수술 전 1일간 금식한다(수분만 섭취).
- 하제, 관장 등으로 장을 청결하게 한다.

수술 후 간호 : 장루간호

- 장루 주변 피부는 비누와 물로 세척하고 장루 주위 피부보호제를 적용한다.
- 주머니가 1/3~1/2 정도 채워졌을 때 비우고 4~5일마다 교환한다.
- 냄새나 가스를 유발하는 음식이나 행위를 금지한다.

영양 상태 회복

- 통과 장애가 가벼운 경우에는 경구 섭취량이 증가할 수 있는 식사법을 고려한다.
- 통과 장애가 강한 경우에는 경구 섭취를 중단하고 묽은 음식물 등으로 영양을 관리할 수 있는 방법을 가족과 함께 논의하고 지도한다.
- 가스 생성 음식 및 장 운동을 증진시키는 음식을 제한한다.
- 고단백, 고탄수화물, 고칼로리, 비타민 식이를 제공한다.
- 복부 증상 출현 시에 경구 섭취 금지에 대해 설명한다.

인공항문에 대한 거부감 해소

- 환자의 신체적, 심리적 상태의 변화에 맞는 간호를 할 수 있도록 환자와 가족의 협력을 구하고 지도한다.
- 장루 설치의 필요성과 관리 방법을 설명한다.

배변 조절 기능 회복으로 인한 충분한 수면 유지

- 환자의 식사 취향을 고려하면서 바람직한 식사나 수분 섭취에 대해 의논하고 지도한다.
- 수술 후 대장 기능 변화와 배변 관리에 대해 설명한다.
- 배변 양·성상, 대변 누설 유무 및 원인, 수면 상태, 야간 누출 상황 등의 경과를 관찰한다.
- 대변 누설의 원인 및 대처를 함께 의논하고 대변 누설의 구체적인 해결 방법을 설명한다.

대장암 포인트 리뷰

셀프 복습 문제

원인

01 대장암의 원인을 나열해보자.

① ________, ________, ________식이

② ________, ________, ________________, ________

정답

01 ① 저섬유, 고지방, 저비타민
② 비만, 알코올, 만성 궤양성 대장염, 가족력

증상

02 대장암의 증상에 대해 기술해보자.

① ________, ________, 장폐색

② 변비, 설사, 오심, 구토, 식욕부진, 체중 감소, 피로감

③ 증상이 적어 ________이 늦다.

02 ① 복통, 혈변
③ 발견

치료

03 다음 중 대장암의 치료로 옳은 것을 모두 골라보자.

① 방사선요법

② 항암화학요법

③ 결장절제술

④ 회장루술

⑤ 결장루술

03 ①②③④⑤

간호

04 대장암의 간호에 대해 기술해보자.

① 수술 전 간호 : 장준비

– 수술 전 ________간 금식한다(______만 섭취).

– ________, ________등으로 장을 청결하게 한다.

② 수술 후 간호 : 장루간호

– 장루 주변 피부는 ______로 세척하고 장루 주위 ________를 적용한다.

– 주머니가 1/3~1/2 정도 채워졌을 때 비우고 4~5일마다 교환한다.

– ________, ______를 유발하는 음식이나 행위를 금지한다.

정답

04 ①

- 1일, 수분
- 하제, 관장

②

- 비누와 물, 피부보호제
- 냄새, 가스

핵심 정리 문제

01 다음 중 대장암에 대한 설명으로 옳지 않은 것은?

① 대장암(결장직장암)의 약 50%가 직장에서 발생한다.
② 혈변, 직장 출혈 등의 증상이 나타난다.
③ 고지방식, 저섬유식 등이 발암 원인이 된다.
④ 50대 이상에서 호발한다.
⑤ 초기 증상이 뚜렷하다.

02 직장암으로 결장루 수술을 받은 환자에게 적용해야 할 간호로 옳지 않은 것은?

① 인공항문을 갖고 정상인과 똑같이 생활할 수 있음을 알려준다.
② 인공항문 주머니를 영구적으로 부착한 채 생활해야 함을 미리 알려준다.
③ 냄새를 유발하는 음식에 대한 정보를 알려주고 식생활에 적용하도록 한다.
④ 장운동을 증진시키는 고지방, 고섬유질 식이는 제한하도록 한다.
⑤ 인공항문 주위의 피부는 청결히 유지하고 피부보호제를 바르도록 한다.

03 다음 중 대장암의 증상으로 옳지 않은 것은?

① 직장 출혈
② 체중 증가
③ 장폐색
④ 배변습관 변화
⑤ 덩어리 촉진

정답

01 ⑤
암이 어느 정도 퍼지지 않는 이상 증상은 뚜렷하게 나타나지 않는다.

* 대장암의 50% 정도는 직장에서, 20~30%는 S상결장과 하행결장에서 발생하고 선종성 용종에서 진전된다. 고지방, 저섬유식이 발암 원인이 될 수 있고, 유전적 소인이 있다.

02 ②
인공항문 주머니는 영구적으로 부착하는 것이 아니므로 환자를 격려하도록 한다.

03 ②
체중감소가 나타난다.

04 직장암 수술 전 간호로 옳은 것은?

① 수술 2~3일 전부터 저열량 식이를 제공한다.
② 장폐색이 있는 경우 장세척을 한다.
③ 수술 전 관장은 금지한다.
④ 수술 전 수분 및 전해질 불균형을 조절한다.
⑤ 수술 전 24시간부터는 항생제 투여를 금한다.

정답

04 ④

① 장에 대변이 쌓이지 않도록 수술 2~3일 전부터 구강으로 수분만 섭취한다.
② 장폐색이 있는 경우에는 장세척을 금지한다.
③ 수술부위 분변오염을 최소화하기 위해 관장을 한다.
⑤ 장내 세균 수 감소를 위해 수술 전 12~48시간 동안 경구로 항생제를 투여한다.

05 대장암의 조기 진단을 위해 정기적인 검사로 권장되는 것은?

① 바륨 관장 검사
② 잠혈 검사
③ 바륨 연하 검사
④ 대장 내시경
⑤ 직장수지 검사

05 ⑤

대장 및 직장에 발생하는 악성 종양의 1/3은 직장수지검사로 진단할 수 있다. 50세부터는 매년 검진하는 것이 권장된다.

06 결장루술을 받은 환자에게 제공할 식이로 옳지 않은 것은?

① 가스나 냄새를 유발하는 음식을 제한한다.
② 적절한 수분을 섭취하도록 한다.
③ 장운동을 촉진시키는 음식을 권한다.
④ 고섬유식이는 장폐색 유발 가능성이 있으므로 제한한다.
⑤ 설사를 유발하는 음식을 제한한다.

06 ③

장운동을 자극하지 않는 음식, 저잔유식을 제공한다.

치핵 간호관리

1. 병태생리로 보는 치핵

치핵이란 항문관 주위에 발생한 정맥류 모양의 종양으로 치상선에서 입쪽에 발생하는 내치핵과 항문쪽에 발생하는 외치핵으로 분류한다. 내치핵은 3, 7, 11시 방향에 호발하고 출혈을 동반하지만 통증은 적으며, 외치핵은 출혈은 적으나 통증이 심하다. 20~50세에 많이 발생한다.

병 인

- 항문부(항문관) 주위에 정맥류 모양의 종양 발생
- 장시간의 좌위나 장압을 일으키는 자세
- 변비
- 대변 시 과도한 힘주기
- 신체피로나 스트레스

병 태

내치핵

- 치상선에서 입쪽에 발생, 항문탈출

항문부에 정맥류 형성

외치핵

- 치상선에서 항문쪽에 발생
- 통증, 종창 발생

증 상

- 내치핵 : 배변시 출혈, 증상이 거의 없으나 압박 시 통증
- 외치핵 : 출혈은 적으나 통증이 심하고 덩어리가 생김
- 배변곤란, 변비
- 탈항
- 소양증

진단 및 검사	• 환부의 관찰 • 출혈의 유무
치료	**보존요법** • 생활지도 • 변통을 조절한다 **수술요법** • 결찰절제술(Milligan–Morgan법) • 한랭요법 • 레이저 수술 • 치질 절제술 * 항생물질 투여, 절개·배농 절개개방술 및 괄약근온존술 실시

2. 치핵의 간호중재

간호문제	간호진단	간호목표
• 변비에 의한 출혈 및 치핵으로 인한 통증	• 변비 • 급성 통증	**통증 완화** • 출혈을 예방하고 배변 시 통증을 완화한다. • 통증완화에 효과적인 방법을 찾는다.
• 부적절한 생활방식으로 증상을 악화시킬 가능성이 있음	• 비효율적인 자기관리	**증상 악화 예방** • 증상의 원인을 알아내어 일상생활에서 주의하여 증상악화를 예방한다.
• 항문부위의 통증이나 출혈 등의 증상으로 일상생활에 불안이나 부정적 감정이 생긴다.	• 부정적인 자기평가로 인한 자존감 저하	**긍정적인 마음가짐** • 장래에 대하여 긍정적인 전망을 가지고 생활상의 변화에 적응하도록 한다.

간호수행

식이 요법

- 식물성 섬유질 식품을 규칙적으로 섭취하도록 권장하며 1일 섭취량이 25g 이상이 되도록 한다.
- 아침에 2컵 정도의 물을 마시도록 하고, 하루에 8~10컵의 수분을 충분히 섭취하도록 한다.
- 가능하면 아침식사를 꼭 하도록 한다.

통증 완화

- 치핵의 탈출 유무를 검사하고 손으로 밀어 넣는 방법을 설명한다.
- 배변 시 하복부를 가볍게 마사지하며 배에 너무 힘을 주지 않도록 지도한다.
- 배변 시 통증이 있는 경우에는 좌욕을 실시하고, 항문의 점막보호를 위하여 항염증 효과가 있는 약물(좌약이나 연고)을 사용한다.
- 하반신을 차갑게 하지 않도록 하고 장시간 같은 자세로 앉아 있는 것이 악화요인이 된다는 것을 설명한다.

증상 악화 예방

- 증상 악화의 요인이 되는 스트레스, 음주, 육체피로, 월경, 임신, 복부에 압력을 주는 운동, 향신료의 섭취, 장시간의 앉은 자세의 근무 등에 주의하도록 지도한다.

긍정적인 마음가짐

- 긍정적인 변화를 갖도록 격려하며 기분전환을 위한 적당한 운동 등을 하도록 권유한다.

수술 후 간호

- 협착을 예방하기 위해, 대변이 형성되는 즉시 배변하도록 유도한다(배변 완화제 투여).
- 수술 후 1~2일 정도 지나면 하루 3~4회 정도 더운물로 좌욕을 하도록 한다.

치핵 포인트 리뷰

셀프 복습 문제

개요

01 치핵에 대하여 간략히 기술해보자.

– 치핵이란 ________주위에 발생한 정맥류 모양의 종양으로 치상선에서 입쪽에 발생하는 ___________과 항문쪽에 발생하는 ________으로 분류한다.

원인

02 다음 보기에서 치핵의 원인을 모두 골라보자.

① 항문부(항문관) 주위에 발생한 정맥류 모양의 종양
② 장시간의 좌위나 장압을 일으키는 자세
③ 신체피로나 스트레스
④ 대변 시 과도한 힘주기
⑤ 설사

증상

03 치핵의 증상을 써 보자.

____________________, ____________, ________, ________

치료

04 다음 중 치핵의 치료로 옳은 것을 모두 골라라.

① 결찰절제술　② 생활지도　③ 변통조절
④ 회장루술　⑤ 결장루술

정답

01 항문관, 내치핵, 외치핵

02 ①②③④
* ⑤ 변비가 원인이 된다.

03 배변 시 출혈 및 통증, 배변곤란, 변비, 탈항

04 ①②③

간호

05 치핵의 간호에 대해 기술해보자.

① 배변 시 너무 ____________않도록 하고 배변 시에는 하복부를 가볍게 마사지하도록 지도한다.

② ____________이 포함된 식품을 규칙적으로 섭취하도록 권장한다.

③ 배변 시 통증이 있는 경우에는 ____을 실시하고, __________를 위하여 항염증 효과가 있는 약물(좌약이나 연고)을 사용한다.

④ 아침에 2컵 정도의 물을 마시도록 권장하며, 하루 ________컵의 수분을 충분히 섭취하도록 한다.

⑤ _____을 예방하기 위해 __________를 투여하여 대변이 형성되는 즉시 배변하도록 유도한다.

정답

05 ① 배에 힘을 주지
② 식물성 섬유질
③ 좌욕, 항문의 점막보호
④ 8~10컵
⑤ 협착, 배변 완화제

핵심 정리 문제

01 내치질의 원인 중 가장 흔한 것은?

① 변비
② 임신
③ 직장 농양
④ 문맥성 고혈압
⑤ 항문 주위 감염

02 치질 절제술을 받은 환자의 간호로 옳지 않은 것은?

① 통목욕보다는 샤워를 하도록 한다.
② 변비 예방을 위해 배변완화제를 투여한다.
③ 수술 직후 수술 부위에 온습포를 대어 통증을 완화하도록 한다.
④ 수술 후 환자가 며칠 동안 배변하지 못하면 관장을 한다.
⑤ 분비물 배출과 치유를 위해 수술부위를 가볍게 드레싱 한다.

03 치질에 관한 설명 중 옳지 않은 것은?

① 직장의 정맥류가 원인이 된다.
② 변비, 통증, 배변 시 출혈이 나타난다.
③ 수술 후에는 협착 예방을 위해 대변이 형성되는 즉시 배변하도록 한다.
④ 수술 후 고섬유질식이를 제공한다.
⑤ 수술 후 관장은 금기이다.

정답

01 ④
내치질의 원인으로는 문맥성 고혈압이 가장 흔하다.

02 ③
수술 직후에 열을 가하면 출혈을 일으킬 수 있으므로 수술 12시간 이후부터 하루에 3~4회 좌욕을 하도록 한다.

03 ⑤
치질 수술 후 필요 시 관장을 한다.

04 치질 수술을 받은 환자가 배변 시 통증을 겪을 때 해줄 수 있는 간호로 옳지 않은 것은?

① 배변완화제를 투여하여 배변을 돕는다.
② 하루 3~4회의 좌욕을 하도록 한다.
③ 변비 예방을 위해 충분한 수분 섭취를 하도록 한다.
④ 장운동을 최소화하기 위해 저섬유 식이를 제공한다.
⑤ 배변 곤란 시 관장을 시행한다.

05 치질 수술 환자에 대한 간호중재로 옳지 않은 것은?

① 자극적인 음식을 먹지 않도록 한다.
② 변기에 오랫동안 앉아있지 않도록 한다.
③ 충분한 수분 섭취를 권장한다.
④ 저잔유식이를 섭취하도록 한다.
⑤ 따뜻한 물에 좌욕을 하도록 한다.

정답

04 ④
변비 예방을 위해 고섬유소 식이를 하도록 한다.

05 ④
변비 예방을 위해 고잔유식이를 섭취하도록 한다.

바이러스 간염 간호관리

1. 병태생리로 보는 바이러스 간염

간염을 일으키는 바이러스는 여러 가지가 알려져 있지만, 중요한 것은 A형~E형의 5가지이다.

	A형 간염	B형 간염	C형 간염	D형 간염	E형 간염
병 인	• 경구감염 (예: 생굴) • 감염된 대변	• 체액감염 (예: 성교) • 혈액감염 (예: 수혈)	• 혈액감염	• 혈액감염 • 체액감염	• 경구감염
병 태	• 평생면역획득으로 거의 만성화되지 않는다. • 젊은층이 겨울과 봄 사이에 집단감염되기 쉽다.	• 주로 무증상 보균자(모자 감염, 영유아 감염)에서 발병	• 수혈 후 감염이 대부분 간경변까지 진행하면 간암 발생률이 높아진다.	• B형 간염에 중복 감염 • 중증화, 만성화 되기 쉽다.	• A형과 유사 • 임부에 감염되면 극증화되기 쉽다.
증 상	• TTT↑ 혈소판↓ CRP↑ ESR↑ 발열로 초발	• 중증화가 가장 많음	• 자각증상 적음	• 황달, 소화기 증상이 현저함	• A형간염과 유사
진단 및 검사	• IgM형 항HA 항체	• HBs항원 • IgM형 HBc 항체 • HBV-DNA	• HCV항체(후기) • HCV-RNA	• HDV항체	• HEV항체 • HEV-RNA
치 료	• 항HA면역글로불린 • HA백신(1~3회)	• 항HB면역글로불린 • HB백신 (3회 접종)	• 없음	• 없음	• 없음

2. 바이러스 간염의 간호중재

간호문제	간호진단	간호목표
• 인터페론의 부작용(통증, 수면 곤란, 식욕 감퇴)	• 치료 부작용으로 인한 고통 및 불면증	• 인터페론 치료에 수반되는 통증을 경감시킨다. • 증상에 대한 대처 방법을 학습하고 수행할 수 있도록 한다. • 야간 수면을 확보할 수 있도록 한다. • 숙면이 가능하도록 한다. • 활동 수준과 기초 대사량에 맞게 필요한 영양을 섭취할 수 있다. • 자기 나름대로 음식 섭취에 대한 연구를 행함.
• 치료 및 질병·예후에 대한 불안	• 건강 상태에 대한 불안감	• 질환과 향후에 대한 불안이 경감되도록 하여 치료를 받을 수 있도록 한다. • 질병과 치료, 예후에 대한 불안을 표출할 수 있도록 한다. • 적절한 대처 방법 사용이 가능하도록 한다.

간호수행

인터페론의 부작용 제거

- 발열 시 해열제를 투여하고, 관절통, 두통, 근육통이 있는 경우 의사와 상담하여 진정제를 투여한다.
- 근육 주사 부위의 통증, 피부 증상의 예방
  - 주사 부위는 팔의 삼두근에 좌우 교대로 주사하며 주사 전에 50도에 가온한 핫팩을 15분 첨용한다.
  - 근육 주사 후 2분간 마사지를 하고 다시 핫팩으로 15분간 따뜻하게 한다.
- 피부 가려움증에 대해 보습제, 소염제, 항알레르기 물질 연고나 경구 약물 등으로 대처한다.
- 혈소판, 백혈구 감소 시에는 피부 및 점막의 출혈에 주의한다.
- 치료를 시작하면 3개월 이후부터 탈모 증세가 나타나므로 탈모에 대한 지원을 한다.
- 인터페론 치료 시작부터 3일간은 체온을 1~2시간마다 측정하고 기록한다.
- 하루의 활동 계획을 세우고 적당한 운동으로 기분 좋은 피로감을 얻도록 설명한다.

질병 치료에 대한 불안 제거

- 검사나 치료의 필요성, 예상되는 부작용, 안전, 처리, 치료의 흐름 등 검사와 치료 계획에 대해 설명한다.
- 스트레스 해소를 위한 자기관리 프로그램을 함께 의논하며 지도한다.
- 가족과 주변 사람들의 이해와 협력을 얻는다.

식이요법

- 저지방, 고탄수화물 식이를 제공하되 소량씩 자주 먹게 한다.
- 수분을 적절히 섭취하도록 한다.

출혈 조절 및 전염 예방

- 양치 시 부드러운 칫솔을 사용하도록 한다.
- 주사바늘이나 칫솔 등을 공동사용하지 않도록 한다.
- 용변 후 손을 깨끗이 씻도록 한다.

A형 간염의 관리

- A형 간염은 위생불량 지역에서, 감염된 대변이나 오염된 음식 섭취로 감염된다.
- 개인위생과 손 세척 등을 철저히 한다.
- 일회용 식기를 사용하도록 한다.
- 먹고 남은 음식은 버린다.

B형 간염의 관리

- B형 간염은 혈액이나 체액(모유, 타액, 정액, 질 분비물 등)을 통해 직접, 간접 접촉에 의하므로 개인위생과 손 세척 등을 철저히 관리한다.
- 장갑, 마스크, 가운 등을 착용하여 오염된 바늘이나 체액 및 혈액과 접촉된 기구에 의한 접촉을 피한다.
- 사용한 바늘이나 도구는 즉시 버린다.
- 면도기나 칫솔 등 개인소지품을 공동으로 사용하지 않도록 한다.
- B형 간염환자의 바늘에 찔렸을 때에는 재빨리 면역글로불린을 투여한다.

바이러스 간염 포인트 리뷰

셀프 복습 문제

원인

01 간염의 종류를 병인에 따라 분류해 보자.

① __________ : A, E형 간염

② ______________ : B, C, D형 간염

증상

02 간염의 증상을 나열해 보자.

– ________, ______________, __________, ________, ________,
______________, ________, ________ 등

간호

03 간염의 간호중재에 대해 기술해보자.

① 콩팥의 부담감소와 혈액순환 감소를 위해 _______을 취하도록 한다.

② __________, ________식이, 수분 섭취 권장

③ _________관리

04 A형 간염의 관리

① A형 간염은 위생불량 지역에서 ________이나 __________로 감염된다.

② __________과 ________ 등을 철저히 한다.

③ ________식기를 사용하도록 한다.

④ 먹고 남은 음식은 버리도록 한다.

정답

01 ① 경구전파
② 혈액·체액 전파

02 피로, 식욕부진, 발열, 오심, 구토, 복부 불편감, 두통, 황달

03 ① 침상안정
② 고칼로리, 저지방
③ 전염 예방

04 ① 감염된 대변, 오염된 음식 섭취
② 개인위생, 손 세척
③ 일회용

05 B형 간염의 관리

① B형 간염은 ______이나 ______(모유, 타액, 정액, 질 분비물 등)을 통해 직접, 간접 접촉에 의하므로 개인위생과 손 세척 등을 철저히 관리한다.

② ______, ______, ______등을 착용하여 오염된 바늘이나 체액 및 혈액과 접촉된 기구에 의한 접촉을 피한다.

③ 사용한 ________ 이나 ________는 즉시 버린다.

④ 환자의 바늘에 찔렸을 때에는 재빨리 ________을 투여한다.

정답

05 ① 혈액, 체액
② 장갑, 마스크, 가운
③ 바늘, 도구
④ 면역글로불린

핵심 정리 문제

01 다음 중 대부분의 A형 간염 전파 경로로 옳은 것은?

① 경구감염
② 혈액감염
③ 공기감염
④ 모유수유
⑤ 비말감염

정답

01 ①
A형 간염은 분변에 오염된 음식물의 섭취 등 구강으로 전파가 된다.

02 간염 환자에게 제공할 식이로 옳지 않은 것은?

① 저지방 식이
② 고탄수화물 식이
③ 식사는 소량씩 자주 섭취
④ 고단백 식이
⑤ 염분 제한

02 ④
저단백식이를 원칙으로 하고 간성 뇌병변이 나타나지 않으면 정상 단백식이를 제공한다.

03 B형 간염 환자에게 놓았던 주사바늘에 찔렸을 때 가장 먼저 취해야 할 조치는?

① 피부 소독을 한다.
② 혈액검사를 하여 HBsAg 양성 여부를 알아본다.
③ B형 간염 백신을 주사한다.
④ B형 간염 면역글로불린을 주사한다.
⑤ 소독 후 경과를 관찰한다.

03 ④
B형 간염 항체가 형성되지 않은 경우에는 B형 간염 감염자의 체액 접촉 24시간 이내에 B형간염 면역글로불린을 주사한 다음 B형 간염 백신을 주사해야 한다.

04 **B형 간염 환자의 간호에서 질환의 전파를 막기 위한 방법으로 옳지 않은 것은?**

① 손 세척에 대한 중요성을 설명한다.
② 수건이나 칫솔 등을 타인과 함께 사용하지 않도록 한다.
③ 환자의 방을 자주 환기시킨다.
④ 악수 등의 신체접촉을 피한다.
⑤ 환자의 대변이나 먹다 남은 음식은 소독해서 버린다.

정답

04 ⑤
A형 간염 예방법이다. B형 간염은 혈액이나 체액을 통한 접촉으로 전염되므로 개인위생 등에 철저히 주의하도록 한다.

05 **B형 간염 환자의 퇴원 전 교육내용으로 옳지 않은 것은?**

① 수혈을 하지 않도록 한다.
② 항상 마스크를 쓰도록 한다.
③ 개인위생에 철저히 신경 쓰도록 한다.
④ 성생활 시 피임기구를 사용하도록 한다.
⑤ 다른 사람과 식기를 함께 쓰지 않도록 한다.

05 ②
B형 간염은 호흡기 감염이 아니므로 마스크를 착용할 필요는 없다.

06 **바이러스간염이 의심되는 환자에게 침상안정을 권하는 이유는?**

① 간의 손상을 최소화하기 위해서
② 질병의 전염을 최소화하기 위해서
③ 신장의 부담을 감소하기 위해서
④ 혈액순환을 감소하기 위해서
⑤ 탄수화물 요구도를 증가하기 위해서

06 ①
간은 각종 영양물질의 대사로 신체활동에 필요한 에너지를 공급하고 그에 따른 대사산물을 해독하는 기능을 한다. 활동량을 감소하면 간의 부담을 덜게 되므로 간 손상 방지를 위해 침상 안정을 권한다.

간경변(간경화) 간호관리

1. 병태생리로 보는 간경변(간경화)

간경변은 만성 간염 등 만성으로 진행되며 간 실질 세포의 퇴행과 파괴가 특징인 간질환의 종말 소견이다. 그래서 자각증상이 거의 없는 상태인지 또는 만성 간염의 증상이 어느 정도 있거나 간부전 증상이 나타났는지에 따라 크게 2가지로 분류할 수 있다. 임상적으로 경미한 증상인 것을 보상성 간경변이라고 하고, 간부전 증상이 나타난 것을 비보상성 간경변으로 구별하고 있다.

병 인

- 만성 B형 간염(약 70%), 알콜성 간염, 만성 C형 간염
- 간염바이러스성 간경변
- 담즙정체성(PBC 등)
- 대사성(혈색소증, 윌슨병, 당원병 등)
- 울혈성(우심부전 등)
- 알콜, 저영양, 약물과잉인 심신의 스트레스

병 태

- 간기능장애
- 간세포의 죽음과 재생이 반복됨
- 간세포의괴사, 섬유화, 재생결절, 혈관구조의 변형

증 상

- 대사장애, 소화불량, 오심, 구토
- 간비대
- 미열, 피로감, 권태감, 식욕부진, 체중감소, 복부 불편감
- 비보상성 간경변일 경우 : 황달, 복수, 간뇌증, 하지부종
- 혈청 빌리루빈 수치 증가로 인한 소양감

* **합병증**
- 원발성 간세포암
- 소화관 출혈(식도 정맥류 파열이 원인)
- 간부전증상(간성뇌증, 간신장증후군, 특발성 세균성 복막염)

* 초기 간경화의 경우 대부분 증상이 없다가 간경화 중기부터 합병증으로 나타남.

진 단 및 검 사	**검사** • 혈액검사 • 영양상태검사 • 저알부민혈증, 글로불린 상승 • 간 생검 • 초음파, CT, MRI 검사 • 내시경 검사 • 복수천자

치 료	**일반요법**(보상기의 치료) • 안정 • 식사요법 : 적절한 단백식, 부드러운 음식 섭취 • 비타민 투여(B, K등) • 간보호제 • 위장약 투여 **합병증에 대한 치료**(비보상기의 치료) • 복수, 부종 : 안정, 무염식, 이뇨제, 알부민제제, 특수 아미노산 제제 복용, 수분 제한 • 식도, 정맥류 : 락툴로오즈, 항생물질(네오마이신), 분지사슬아미노산제제(BCAA) **내시경적 치료** • 정맥류 결찰술(EVL) • 내시경적 경화요법(EIS)

2. 간경변(간경화)의 간호중재

간호문제	간호진단	간호목표
• 문맥압 항진, 교질(콜로이드) 침투압의 저하, Na 저류와 관련된 복수와 부종	• 부종과 관련된 체액량 과다	**복수 및 부종 제거** • 복수, 부종이 없어지도록 한다. • 혈청 알부민 수치가 정상이 된다. • 염분 제한 식사를 지키도록 한다. • 복수와 하지 부종이 없어지도록 한다. • 부종의 원인과 예방법을 적어 두도록 한다.
• 식욕부진, 설사 등과 관련된 영양 섭취 곤란	• 필요량 이하의 영양섭취로 인한 영양 불균형	**충분한 영양 섭취** • 식사 섭취량의 증가 • 혈청 알부민 수치 개선 • 경구 섭취량이 1일 권장 식사량의 80%까지 서서히 증가 • 설사가 없어짐.
• 병상이나 치료에 의한 일상 활동에서의 제약	• 일상 활동 내성 저하	**일상 활동의 회복** • 신체적 통증, 영양 상태나 부종이 개선되고 일상 활동이 증가하도록 한다. • 활동 증가로 인한 호흡 순환에 미치는 영향이 감소하도록 한다. • 활동에 따른 호흡 곤란과 심계항진이 감소하도록 한다.

간호수행

복수 및 부종 제거

- 림프 환류의 촉진: 가능하면 부종이 있는 다리를 베개로 심장 높이보다 위에 걸치게 한다(심부전에서의 금기는 제외). 혈압은 부종이 없는 부위에서 측정하고, 아픈 다리에 주사하고 물기가 없도록 한다.
- 염분 제한의 필요성에 대해 지도한다. 염분 이외의 향신료나 조미료로 맛을 낸다. 염분이 많은 인스턴트식품과 통조림은 자제하고 식품 염분 함유량을 확인하는 습관을 갖도록 한다.
- 복수와 부종이 있을 때에는 수분 섭취를 제한한다.
- 몸을 조여 혈액 순환을 나쁘게 하는 속옷이나 양말, 붕대나 다리를 조이는 동작을 피한다.
- 부종 부위는 피부를 손상시킬 수 있으므로 자극이 강한 세제, 무거운 짐을 들고 걷는 것, 화상, 귀금속의 장착은 피하도록 지도한다.
- 환부가 빨갛게 되거나, 부스럼 혹은 굳어진 경우에는 가능하면 빨리 진찰받도록 주의한다.

충분한 영양 섭취

- 영양사와 상의하여 현실적이고 적절한 칼로리 소요량을 파악한다.
- 매일의 식사·간식의 섭취 목표량을 환자와 상담하고 결정한다.
- 식사 전에 불쾌감이나 통증·구역질이 일어나면 처치나 검사를 할 수 있도록 관리 계획을 조정한다.
- 식사 전후에 구강 관리를 위한 청결 유지를 한다.
- 위의 팽만감을 줄이기 위해 식사를 분할하여 제공한다.
- 적절한 영양 섭취의 중요성에 대해 설명한다.
- 고단백, 고탄수화물, 고비타민, 저지방, 저염 식이를 제공한다.
- 복수가 있을 경우에는 단백질 섭취를 제한한다.

일상 활동의 회복

- 환자의 정신상태를 수시로 평가하고 안정을 취하도록 한다.
- 바이탈사인의 강한 변화와 자각 증상의 증강이 있는 경우 활동부하, 빈도, 지속 시간을 줄인다.
- 소양증에 대한 피부 간호를 실시한다.
  - 미지근한 물로 목욕 후 로션을 바르도록 한다.
  - 면으로 된 속옷을 입도록 한다.
- 환자 보호를 위한 사이드 레일(side rail)을 설치한다.
- 반좌위를 취하도록 한다.
- 통증의 호소를 잘 듣고, 환자와 상담으로 이해한 후 완화 치료나 처치를 한다.
- 낮에는 휴식 시간을 정해 놓고, 야간에는 중단되지 않는 수면 환경이 조성되도록 한다.

TIP

간경변으로 인한 간성혼수(간성뇌증) 간호

- 고탄수화물, 저단백, 저염, 저지방식이를 제공한다.
- 환자의 정신 상태를 수시로 체크한다.
- 네오마이신(neomycin), 메트로니다졸(metronidazol) 등의 항생제 경구 투여
- 락툴로오스(Lactulose) 경구 투여 및 관장

*락툴로오스는 혈중 암모니아 농도를 낮추고, 네오마이신, 메트로니다졸은 장관에서 암모니아를 생산하는 세균을 없앤다.

문맥성 고혈압

문맥성 고혈압은 간경변의 합병증으로, 간의 구조적 변화로 인해 혈류가 간문맥으로 유입되지 못하고 역류하여 간을 우회하여 흐르게 된다.

- 문맥성 고혈압의 증상 : Caput Medusae 증상, 치질, 식도정맥류, 복수, 비장비대
- 호발부위 : 위–식도 연결 부분(식도 정맥류가 많음), 직장 정맥류(치질)

Lactulose 관장

- 간경변 환자의 간성 혼수 예방
- 박테리아 성장 억제

간경변(간경화) 포인트 리뷰

셀프 복습 문제

개요

01 간경변의 개념에 대해 간략히 기술해보자.

– 만성으로 진행되며 ___________의 퇴행과 파괴가 특징인 간 질환의 종말 소견이다.

정답

01 간 실질 세포

증상

02 간경화의 증상에는 어떤 것들이 있는지 기술해보자.

① ______, ______, ________, ________, ____________, ______

② 비보상성 간경변일 경우: _______, _______, _______

02 ① 미열, 피로감, 식욕부진, 정서불안, 사고과정 장애, 간비대
② 황달, 복수, 간뇌증

진단

03 다음 중 간경화 환자의 진단 증상으로 옳은 것을 모두 골라보자.

① 프로트롬빈 시간 지연
② 혈청 빌리루빈 수치 증가
③ 저알부민 혈증
④ 글로불린 저하

03 ①②③
* ④ 글로불린은 상승한다.

간호

04 간경변 환자의 간호에 대해 기술해보자.

① 환자의 정신상태를 수시로 평가하고 안정을 취하도록 한다.

② 간성 뇌병증에서는 ________, ________, ________ 등을 투여한다.

③ 체위는 ________를 취하도록 한다.

④ ________, ________, ________식이(복수가 있을 경우에는 ________제한)를 제공한다.

정답

04 ② 네오마이신, 메트로니다졸, 락툴로오스
③ 반좌위
④ 저지방, 저염, 고탄수화물, 단백질

핵심 정리 문제

01 간경변증으로 복수가 차는 환자에게 금지해야 할 음식이 아닌 것은?

① 햄이나 소세지류
② 통조림 생선
③ 신 과일
④ 장조림
⑤ 김치

02 간경변 환자에게서는 흔히 식도정맥류가 나타나는데 이러한 정맥류의 원인이 되는 것은?

① 복수
② 복막염
③ 간성 혼수
④ 문맥성 고혈압
⑤ 저알부민혈증

03 간경변증 환자가 식도정맥류를 가지고 있을 때의 간호중재로 옳은 것은?

① 복근 운동을 규칙적으로 하도록 한다.
② 기침이나 재채기를 참지 않도록 한다.
③ 뜨거운 물을 자주 마시도록 한다.
④ 대변을 볼 때 힘을 너무 주지 않도록 한다.
⑤ 무거운 물건을 들 때는 최대한 천천히 들도록 한다.

정답

01 ③
* 간경변증 환자에게는 저염식이를 권해야 하므로 염분 함량이 높은 음식은 피해야 한다.

02 ④
문맥의 측부순환에 의해 정맥류가 생기는데, 이 측부순환은 문맥성 고혈압에 의해 발생한다.

03 ④
* 식도정맥류 파열 예방을 위해 복강 및 흉강 내 압력을 높이는 행동을 하지 않도록 하고, 자극적인 음식을 피한다.

정답

04 간경화 환자에게서 간성 혼수가 나타날 때의 간호로 옳지 않은 것은?

① 저단백, 단순탄수화물 식이를 제공한다.
② 저섬유식이를 권하고 유제품은 제한한다.
③ 항생제인 Metronidazole을 투여한다.
④ 신체손상 예방을 위해 side rail을 올려준다.
⑤ 락툴로오스를 경구투여하거나 관장한다.

04 ②
변비 예방과 암모니아 생성 감소를 위해 채소와 유제품이 풍부한 식단을 제공한다.

05 간경변 환자의 혈청 암모니아 수치가 증가하여 의사가 락툴로오스를 처방했을 때 기대되는 효과는?

① 설사
② 소변량 증가
③ 혈압 저하
④ 구토 완화
⑤ 의식 회복

05 ①
설사를 유발함으로써 장내 암모니아 형성을 감소시키기 위하여 락툴로오스를 투여한다.

06 간경화 환자의 진단 증상으로 옳지 않은 것은?

① Albumin/Globulin 비율이 저하한다.
② 저알부민혈증이 나타난다.
③ γ-globulin 수치가 감소한다.
④ 손상된 간세포는 알부민을 합성하지 못한다.
⑤ 혈청 빌리루빈 수치가 증가한다.

06 ③
간경화에서는 간으로 유입되는 장내세균을 제거하지 못해 장내세균에 대한 항체 합성이 증가하여 감마 글로불린이 증가한다.

07 간경화로 인해 나타나는 복수 증상의 원인이 아닌 것은?

① 저알부민혈증
② 알도스테론 수치 증가
③ 문맥성 고혈압
④ 교질 삼투압 증가
⑤ 알부민 합성 감소

08 간경변의 위험 요인이 아닌 것은?

① 알코올 중독
② 간내 담즙 정체
③ 장기간의 심부전
④ 하루 1갑 이상의 흡연
⑤ 알코올 중독증의 가족력

정답

07 ④
알부민의 합성 부족으로 인해 교질 삼투압이 감소한다.

08 ④
흡연은 간경변의 직접적인 요인은 아니다.
만성 심부전은 심장성 간경변을 유발할 수 있다.
에탄올은 간의 담즙 배출을 방해한다. 체내 콜레스테롤을 분해하는 담즙 분비가 저하되면 고지혈증, 지방간의 위험이 있다. 이것이 장기화되면 간경화로 발전되므로 간경변 환자에게는 알코올 및 동물성 지방 섭취를 제한한다.

간암 간호관리

1. 병태생리로 보는 간암

간암이란 간에 생기는 모든 악성 종양을 말하며 크게 원발성과 전이성으로 나눌 수 있다. 원발성 간암에는 간세포암종, 담관암종, 간모세포종 등이 있으며 이 중에서 간세포암종은 원발성 간암의 90%를 차지한다.

병 인	**바이러스 감염** • B형, C형 간염 바이러스로 인한 만성 간염, 간경변 환자 **바이러스 감염 이외의 원인** • 혈색소증 • 당원병 • 경구피임약이나 단백동화 호르몬의 사용 • 아플라톡신 • 알콜, 약물 • 간경변증 • 알콜성 간질환 • 비만 또는 당뇨 등과 관련된 지방성 간질환

병 태	• 악성 세포가 증식하여 정상 간세포가 손상 ※ 손상된 간세포는 알부민을 합성하지 못하기 때문에 알부민-글로불린 비율이 감소한다. • 간기능의 저하, 간비대

증상 및 징후	• 초기에는 증상이 적다. • 영양·대사기능장애 • 약물대사·해독기능장애 • 담즙의 생성과 배설장애 • 혈액응고 기능장애 • 식도·위 정맥류 • 복수, 간비대, 황달 • 간성 혼수

진단 및 검사	• 정기적인 혈액검사 • CT검사 • 초음파 검사 • MRI 검사 • 종양표지자(AFP, PIVKA-Ⅱ) • 내시경검사 • 간종양생검

치료	• 간 절제, 간이식(수술 전 비타민 K 투여) • 고주파 절제(RFA) • 경피에탄올주입요법(PEI) • 간동맥색전술(TAE), TACE • 마이크로파 응고요법(MCT), 경피적 마이크로파 응고요법(PMCT) • 방사선 치료(RT), 경구 항암제

2. 간암의 간호중재

간호문제	간호진단	간호목표
• 전신 마취, 흡입 마취, 호흡억제, 기관 삽입, 창상 통증, 가래 뱉음의 곤란, 순환 부전, 폐울혈, 흉수 등으로 인한 호흡기능 장애	• 비효율적인 호흡 기능	**호흡기능 회복** • 수술 후 호흡기 합병증을 일으키지 않고, 적정한 환기가 되도록 한다. • 필요에 따라 1일 5~6회 심호흡 운동과 가래 뱉는 훈련을 실시한다. • 조기에 침상을 떠나서 보행 범위를 확대할 수 있다 . • 호흡 훈련의 중요성을 설명하고 몰두하도록 한다.
• 감염이나 불완전한 봉합	• 감염 위험성	**감염예방 관리** • 감염이나 봉합 부전의 징후 없이 수술 부위가 치유될 수 있도록 한다. • 감염 방지를 위해 수술 부위 처치나 신체 청결의 필요성을 이해할 수 있도록 설명한다. • 감염 예방 관리나 처리에 협력한다. • 화장실이나 양치질 등 감염 예방을 실행할 수 있도록 한다. • 38℃ 이상의 발열과 염증 수치의 상승 등의 감염 징후가 나타나지 않도록 한다.
• 영양 결핍 상태	• 필요량 이하의 영양섭취로 인한 영양 불균형	**영양 상태 회복** • 영양 상태와 구강 섭취량이 유지 및 개선이 되도록 한다. • 영양 관리 및 경구 섭취의 필요성을 설명한다. • 영양 개선을 위해 필요한 조치나 식사 섭취의 증가에 협력한다.
• 수술 후 장기간 안정, 불안정한 보행 등으로 신체 손상의 우려	• 신체 손상 위험성	**신체 안정 확보** • 넘어지지 않고 자기 힘으로 보행을 할 수 있게 되어, 신체가 손상되지 않도록 한다. • 신체 손상의 위험 요인을 이해할 수 있도록 설명한다. • 신체 손상을 예방하기 위한 안전 조치를 취할 수 있다. • 신체 손상의 위험 요인을 줄일 수 있다.

간호수행

호흡기능 회복

- 구강 내의 청결 보존 및 확인
- 가래 배출이 어려울 때에는 배출을 돕는 호흡 훈련을 지도하고 돕는다.
- 호흡기 합병증에 대해 설명하고 예방을 위한 호흡 훈련 및 치료법의 필요성을 설명한다.

감염예방 관리

- 감염원의 침입 방지 : 손씻기, 청결 처치, 격리, 면회 제한 등
- 영양 상태의 개선 : 수액 관리, 알부민 투여, 농축 적혈구와 혈소판 수혈 등의 주사 관리, 식사하기 편안한 환경을 조성하고 필요 시 영양사와 상담한다.
- 감염 징후와 증상, 위험인자에 대해 환자와 가족에게 설명한다.

영양 상태 회복

- 간 절제술 후에는 금식하고 수술 후 5일째 되는 날부터 유동식 제공한다. 이후 정상식이로 진행한다.
- 적절한 에너지와 영양소(수액과 음식)를 섭취한다. 한 번에 먹을 수 없는 경우, 분할하여 식사를 할 수 있도록 한다.
- 암모니아 수준 감소를 위해 저단백식이 제공
- 락툴로오스(lactulose) 경구 투여 : 락툴로오스는 장내로 암모니아 이온을 끌어들여 혈중 암모니아 수치를 감소 시킨다.

신체 안전 확보

- 침상에 안정 중이거나 보행이 불안정한 동안에는 배설이나 이동, 체위 변환 시 도움을 준다.
- 넘어짐 및 떨어짐을 방지하기 위해 침상 난간의 높이, 침대 주위 환경, 보행 경로의 환경을 정비하고 보행이 쉽도록 돕는다.
- 환자가 의식 장애가 있을 때는 면밀하게 관찰 한 후, 의사의 지시와 가족의 동의에 따라 신체 구속을 시행하여 안전을 확보한다.

TIP

간 절제술 후의 간호

- 3~4일 동안 금식하고 포도당 수액 정맥 투여
- 진통제 투여

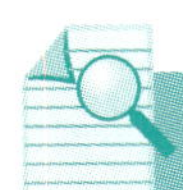

간암 포인트 리뷰

셀프 복습 문제

개요

01 간암의 개념에 대해 간략하게 기술해보자.

– 간암이란 간에 생기는 ____________으로, 크게 ________과 _________으로 나눌 수 있다.

증상

02 간암의 증상에 대해 기술해보자.

① 조기에는 증상이 __________.
② ________생성 및 배설 장애
③ __________기능 장애
④ 식도·위 _________

간호

03 간암 환자의 간호중재에 대해 기술해보자.

① 청결 유지하여 ______예방
② _____________경구투여
: _____________는 장내로 암모니아 이온을 끌어들여 혈중 암모니아 수치를 감소시킨다.
③ 혈중 암모니아 상승을 예방하기 위한 _______식이 제공
④ 간 절제술 후에는 __________하고 수술 후 5일째 되는 날부터 ________제공

정답

01 악성 종양, 원발성, 전이성

02 ① 적다
② 담즙
③ 혈액응고
④ 정맥류

03 ① 감염
② 락툴로오스(Lactulose)
③ 저단백 식이
④ 금식, 유동식

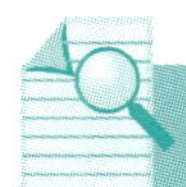

핵심 정리 문제

01 간암 말기 환자가 호흡곤란 및 심한 복수 증상을 나타낼 때의 간호중재로 옳지 않은 것은?

① 이뇨제 투여
② 좌위를 취해 준다.
③ 필요 시 복수천자를 한다.
④ 염분 섭취를 제한한다.
⑤ 수분 섭취를 권장한다.

02 간암 환자에게서 호흡 시 심한 간성 구취, 지남력 상실이 나타난 경우의 간호중재로 옳은 것은?

① 진정제 투여
② 라식스 경구 투여
③ 락툴로오스 경구 투여
④ 고단백, 고탄수화물 식이 제공
⑤ 수분섭취 제한

정답

01 ⑤
복수로 인한 호흡곤란으로 가스교환장애 진단이 내려진 경우 수분과 염분 모두 제한해야 한다.

02 ③
간경변에서는 간 기능이 떨어지므로 암모니아를 요소로 변환시키지 못해 암모니아를 배출하지 못하게 되고, 이런 독성 물질이 몸속에 남아 간성 혼수를 일으킨다. 락툴로오스는 장내로 암모니아 이온을 끌어들여 혈중 암모니아 수치를 감소시킨다.

간농양 간호관리

1. 병태생리로 보는 간농양

간농양의 원인에는 세균성과 아메바성이 있다. 농양을 발견했을 때에는 어디에서 원인미생물이 침입했는지를 생각한다. 세균은 두 갈래의 경로로 침입하는데, 하나는 동맥혈을 타고 오는 경우로서 균혈증일 경우이다. 다른 하나는 장관에서 담관을 역류하여 침입하는 경우로서, 이때에는 장관에서 갑자기 간으로 오는 것이 아니라, 담낭이나 담관에서 일단 증식한 다음에 간으로 오는 경우가 많다. 즉, 담관염, 담낭염을 동반하는 경우가 많다.

병 인	• 세균성 간농양 – 간균 • 아메바성 간농양 – 이질 아메바
병 태	• 세균은 동맥혈을 타고 오는 경우와, 장관에서 담관을 역류하여 침입하는 두 갈래의 경로로 침입한다. 이질 아메바는 대장에서 증식하여 장관의 정맥으로 침입하고 문맥을 거쳐 간으로 들어온다.
증 상	• 발열, 오한 • 오른쪽 늑골하부(우상복부)의 통증 • 간비대 • 호흡곤란 • 식욕부진 • 오심, 구토 • 체중감소 • 빈혈 • 설사
진 단 및 검 사	• 조영제 강화 컴퓨터 단층촬영(CT)과 스캔, 초음파 • 간혈관 조영술은 간농양과 악성 종양을 감별진단하기 위해 이용된다. • 혈액 배양검사(세균성 간농양) • 대변 배양검사(아메바성 간농양은 *E. histolytica*를 확인) • 혈액검사에서 WBC, ALT, AST, 빌리루빈, ameba antibody 상승
치 료	**세균성 간농양** • 항생제 • 절개배농 • 초음파 하에서 피부를 통한 배농술 **아메바성 간농양** • Metronidazole • 흡인배농

2. 간농양 환자의 간호중재

간호사정	간호진단	간호목표
1) 병력 간농양은 대체로 다음의 세 가지 조건 중 하나와 관련이 있다. • 세균성 담관염(bacterial cholangitis) : 담석이나 협착으로 담관이 막혔을 때 • 문정맥의 세균혈증, 대장의 염증이나 기관 천공 후 • 아메바증(amebiasis) : 열대, 아열대 지역 아메바의 침입을 받았을 때	• 식욕부진, 오심과 관련된 영양 부족	**영양부족에 대한 목표와 기대결과** • 적절한 영양섭취로 대상자의 체중이 감소되지 않고 유지되며, 피로를 호소하지 않는다.
	• 간농양으로 인한 폐합병증과 관련된 비효율적 호흡양상	**비효율적 호흡양상에 대한 목표와 기대결과** • 대상자의 호흡횟수와 양상이 정상범위 내에 있게 되어 호흡기계 증상이나 불편감을 호소하지 않는다.
2) 신체사정 및 임상증상 간농양의 3대 증상은 **발열, 오른쪽 상복부 통증, 간 비대**이다.	• 수술, 배액 등의 외과적 처치와 관련된 급성통증	**급성통증에 대한 목표와 기대결과** • 대상자는 통증이 감소되거나 완화되었다고 표현한다.

간호수행

영양부족에 대한 간호수행

- 음식과 수액 등으로 균형 있는 영양을 섭취하도록 하고 **기름진 음식을 피한다(오심을 유발**할 수 있다).
- 수분 및 전해질을 보충하도록 한다.

비효율적 호흡양상에 대한 간호수행

- 호흡상태(횟수, 양상, 소리), 폐 기능을 사정하고, **반좌위를 유지**한다.
- 매시간 심호흡과 기침을 하도록 격려하고 2시간마다 체위를 변경하도록 한다.
- 저산소증 시 **산소**를 투여한다.

급성통증에 대한 간호수행

- 처방에 따라 대상자의 통증 및 불편감 정도를 고려하여 진통제를 투여한다.
- 진통제 투여 전, 후의 통증강도 점수를 사정한다.
- 완화되지 않는 통증이나 강도가 증가하는 통증은 보고한다.
- 편안한 자세를 취하도록 도와준다.

간농양 포인트 리뷰

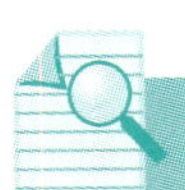

셀프 복습 문제

개요

01 간농양의 개념에 대해 간략히 기술해보자.

- 간농양의 원인으로는 세균성과 아메바성이 있는데 세균성은 동맥혈을 타고 오거나 ________을 역류하여 침입한다. 아메바성에서는 이질아메바가 대장에서 증식하여 장관의 정맥으로 침입하고 ________을 거쳐 간으로 들어온다.

증상

02 다음 보기 중에서 간농양의 증상을 모두 골라보자.

① 호흡곤란
② 발열
③ 체중감소
④ 빈혈
⑤ 간비대
⑥ 오른쪽 갈비밑부위 통증

간호

03 간농양의 간호에 대해 기술해보자.

① 오심을 유발할 수 있으므로 ________을 피한다.
② ________ 및 ______기능을 사정한다.
③ 체위는 ________를 유지한다.
④ 저산소증 시 ______를 투여한다.

정답

01 동맥혈, 문맥

02 ①②③④⑤⑥

03 ① 기름진 음식
② 호흡상태, 폐
③ 반좌위
④ 산소

핵심 정리 문제

01 화농성 간농양의 원인 중 가장 흔한 것은?

① 화상
② 당뇨병
③ 대장 질환
④ 담도계 질환
⑤ 혈행성 전파

02 간농양의 간호중재로 옳지 않은 것은?

① 영양공급을 위해 고단백, 고지방식이를 제공한다.
② 호흡을 돕기 위해 반좌위를 취해 준다.
③ 2시간마다 체위를 변경시켜 준다.
④ 처방에 따라 진통제를 투여한다.
⑤ 저산소증 시 산소를 투여한다.

03 간농양의 증상으로 옳은 것은?

① 좌상복부 통증
② 체중 증가
③ 체온 감소
④ 호흡 곤란
⑤ 변비

정답

01 ④
예전에는 감염에 의한 세균의 혈행성 전파가 가장 많았으나 최근에는 담도계 질환이 가장 흔한 원인이다.

02 ①
오심을 유발할 수 있으므로 기름진 음식을 피한다.

03 ④
* 간농양의 증상으로는 우상복부 통증, 체중 감소, 발열, 오한, 설사, 오심, 구토 등이 나타난다.

담낭염·담석증 간호관리

1. 병태생리로 보는 담낭염·담석증

담도 감염증은 염증부위에 따라 담낭염(쓸개염)과 담관염(쓸개관염)으로 분류된다. 담관염에서는 담낭염이 병발하는 경우가 많고, 급성적인 경과를 거치며, 일반적으로 담낭염보다 증상이 무겁다. 담석(쓸개돌) 발작은 3F(fatty, forties, female)가 중요하다. 즉, 비만인 중년여성이 기름진 음식을 먹은 후 명치부위 통증을 호소한다면 담석 발작을 생각하면 된다.

병 인	• 비만인 중년의 여성 • 지방 음식의 과잉섭취(콜레스테롤) • 담즙의 저류 • 경구 피임약 복용

증 상 및 징 후	• 명치 부위의 통증 • 방사통(우측 어깨, 견갑골) • 황달 • Murphy 징후(통증으로 들숨이 멈춤) • 오심·구토 • 급성담낭염 • 담낭벽의 수축 • 담즙 울체에 따른 내압상승 • 담석장폐쇄증 • 소화불량	• 복통 • 발열 • 비만 • 고지혈증 • 당뇨병 * 합병증 – 간경변 – 용혈빈혈

진 단 및 검 사	진단 • 복통, 수반증상 • 염증징후 • Murphy's sign	검사 • 복부초음파 검사(음향 음영) • CT, ERCP • 담관조영술, 담낭조영술

치 료	내과요법 • 체외충격파쇄석술 • 경구 담석용해요법 • 직접 담석용해요법 • 내시경 유두괄약근절개술 • 방사선 치료 외과요법 • 담낭적출술(복강경하 담낭적출술, 개복에 의한 담낭적출술) • 총간관절개술

2. 담낭염·담석증의 간호중재

간호문제	간호진단	간호목표
• 담낭관 수축, 담도의 염증, 수술에 의한 조직 손상과 관련된 통증	• 담도 경련과 관련된 급성 통증	**통증 경감** • 통증이 경감되고 통증을 예방하기 위한 방법을 배우도록 한다. • 통증에 따른 신체상태의 변화가 없도록 한다. • 복통을 일으키지 않는 생활 습관을 이해하도록 한다.
• 수술 후 호흡 기능 저하	• 비효율적 호흡 기능	**호흡 기능 회복** • 적절한 호흡 운동이 유지되고 저산소 혈증을 일으키지 않도록 한다. • 경피적 동맥혈 산소 포화도(SpO_2)가 기준 범위 내가 되도록 한다. • 기도내 분비물을 뱉어내도록 한다. • 지시된 범위 내의 운동을 하도록 한다.
• 조직 손상으로 인한 복강내 감염 위험	• 신체 감염 위험성	**복강 감염 위험 예방** • 복강 내 감염을 일으키지 않도록 한다. • 감염을 나타내는 징후가 나타나지 않는다. • 복강경 수술로 발생할 수 있는 합병증을 설명한다.
• 폐색전증의 위험성	• 비효율적인 조직 순환	**폐색전증의 위험 제거** • 폐색전증을 일으키지 않도록 한다. • 복강경 담낭 수술 후에는 폐색전증의 위험성이 있다는 것을 설명한다.

간호수행

수술 전 간호

- 체액 결핍 및 체액 과다 증상을 관찰하여 수액을 유지하도록 한다.
- 수술 전 비타민 K를 투여하고 출혈 예방을 실시한다.
- 수술 후 무기폐 예방을 위한 심호흡과 기침 방법을 환자에게 교육한다.
- 진통제 투여, 마사지, 이완 요법 등으로 환자의 안위 증진을 도모한다.

담낭적출술 후의 간호

- 가래 배출을 위해 1~2시간마다 규칙적으로 기침과 심호흡을 하도록 한다.
- 반좌위를 취하여 원활한 호흡이 이루어지도록 한다.
- T-tube 삽입 후 배액과 피부손상을 관찰한다.
- 담즙이 간으로부터 십이지장으로 흘러가서 소화를 돕도록 하기 위해 식사 1~2시간 전에 T-tube를 잠갔다가 식후 1~2시간 뒤에 푼다. 튜브가 꼬이거나 잠기지 않도록 하고 배액 주머니는 튜브 삽입부위보다 낮게 유지한다.
- T-tube 제거 시에는 담관 조영술을 실시하여 총담관의 개방성을 확인한 후 제거해야 한다.

통증 경감

- 환자와 상의하여 통증을 완화하는 체위를 연구한다.
- 처방된 진통제(meperidine)를 투여하고, 항생제를 정맥 내에 투여한다(Morphine은 오디괄약근 경련을 증가시키므로 사용금지)
- 복통의 원인과 고통을 증강시키는 요인을 설명한다.
- 지시한 음식조절을 지키도록 지도한다.
- 수술 부위 통증이 심해지지 않도록 기침의 방법이나 몸을 움직이는 방법을 설명하고, 어깨 통증은 며칠 내로 감소된다는 것을 알려준다.

호흡 기능 회복

- 지시된 산소 요법을 실시하고, 객담을 촉진한다.
- 수술 부위 통증을 관리한다.
- 호흡 기능 저하의 원인을 설명하고 기침 및 심호흡을 촉진한다.

※ 담관절제술 환자에게서 호흡기 합병증이 많은 이유는 횡격막과 가까운 해부학적 위치의 수술로 인한 통증으로 심호흡, 기침을 하기 어렵기 때문이다.

복강 감염 위험 예방

- 드레인 배액에 이상이 인정되는 경우의 대응
  - 배수가 양호하여 염증 현상 없이 그대로 배출 관리를 계속하도록 한다.
  - 배액 양이 많거나 며칠 동안 감소세가 없는 경우는 손상 부위와 원인 확인을 위한 조영 검사를 하고 필요하다면 새로운 배수 튜브가 장치되도록 관리한다.

폐색전증의 위험 제거

- 수술에서 탄성 스타킹이나 공기식 압박 장치를 사용한다.
- 수액관리를 행하고, 경구 섭취가 가능해지면 속히 물을 먹인다.
- 폐색전증이 일어난 경우의 대응
  - 산소기도 확보 등 응급 처치를 한다.
  - 심폐 정지 상태에 빠진 경우 심폐 소생을 행한다.
  - 항응고 요법, 혈전 용해 요법 및 혈관 내 치료의 경우에는 관리를 행한다.
- 복강경 수술에 따른 폐색전증의 위험을 설명한다.
- 호흡 곤란이나 흉통, 다리 정맥 혈전에 의한 증상이 손상되었으면 즉시 보고하도록 설명한다.

체액 균형 및 영양 상태 회복

- 구토 및 팽만을 경감시키기 위해 비위관을 삽입한다.
- 구토 시 금식하도록 한다.
- 급성기에는 금식하고 이후에는 저지방식이를 제공한다.
- 계란, 기름기 많은 음식, 가스 발생 음식, 알코올 등을 금한다.

담낭절제술 후 퇴원교육

- 통증이나 발열이 있을 경우 병원을 방문하도록 한다.
- 균형 잡힌 식사를 하고 지방을 소화하지 못할 시 저지방 식이를 하도록 한다.
- 무거운 것을 들지 않도록 하고 과로는 금한다.

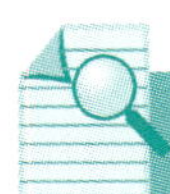

담낭염·담석증 포인트 리뷰

셀프 복습 문제

개요

01 담석증에 대해 간단히 기술해보자.

– 담석 발작에서는 ______________가 중요하다. 즉, 비만인 중년여성이 기름진 음식을 먹은 후 명치부위 통증을 호소한다면 담석 발작을 생각하면 된다.

증상

02 담낭염·담석증의 증상으로 옳은 것을 모두 골라보자.

① 남 〉 여, 40세 호발
② 통증 : 담관 폐쇄 시 산통, 우측 어깨 및 견갑골 방사통, Murphy's sign
③ 오심, 구토
④ 소화불량, 황달, 발열, 소양감
⑤ 출혈 경향, 백혈구 증가

치료

03 다음 중 담낭염·담석증의 치료로 옳은 것을 모두 골라보자.

① 체외충격파쇄석술(혈뇨 관찰)
② 담석용해 요법
③ 담낭절제술
④ 복강경하 담낭적출술
⑤ 방사선 치료

정답

01 3F(fatty, forties, female)

02 ②③④⑤
* ① 남성보다 여성에게서 자주 발생한다(중년 여성)

03 ①②③④⑤

간호

04 담낭염·담석증의 간호에 대해 기술해보자.

① 급성기에는 금식하고 이후에는 __________를 제공한다.

② 진통제로는 ____________을 사용한다. ________은 오디(oddi) 괄약근의 경련을 증가시켜 통증을 악화시키므로 금지한다.

정답

04 ① 저지방식이
② 메페리딘(meperidine), 모르핀

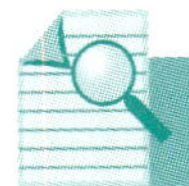

핵심 정리 문제

01 급성 담낭염의 증상으로 옳은 것은?

① 좌상복부 통증
② 하복부로 방사되는 통증
③ 급격한 체온 저하
④ 머피 징후
⑤ 백혈구 감소

02 담석증 환자에 대한 간호로 옳지 않은 것은?

① 저지방 식이를 제공한다.
② 진통제로 모르핀을 투여한다.
③ 통증 시 불안을 느낄 수 있으므로 통증에 대한 설명을 해준다.
④ 담도의 긴장 및 경련 감소를 위해 항경련제, 항콜린제제를 투여한다.
⑤ PT(prothrombin time)가 지연되면 비타민 K를 투여한다.

03 담낭절제술 후 T-tube를 제거할 수 있는 경우는?

① 대변이 회색일 때
② 배액량이 500~600ml일 때
③ 수술 후 5~6일째
④ 담즙성분 분석이 정상일 때
⑤ 담관조영술로 총담관의 개방성이 확인된 후

정답

01 ④
* 급성 담낭염에서는 우상복부를 누른 상태에서 숨을 깊게 들이마시면 심한 통증이 유발되어 더 이상 숨을 들이마실 수 없는 머피 징후가 특징적으로 나타난다. 그 외에도 백혈구 증가, 발열, 오른쪽 어깨로 방사되는 통증 등이 나타난다.

02 ②
모르핀은 Oddi 괄약근의 경련을 유발시키므로 진통제로 Demerol을 투여한다.

03 ⑤

04 담낭절제술 후의 간호중재로 옳지 않은 것은?

① 호흡을 원활히 하기 위해 반좌위를 취해 준다.
② 4~6주 동안 저지방식이를 제공하고 그 이후에는 영양섭취를 골고루 하도록 한다.
③ 수술 직후에는 통증 감소를 위해 심호흡과 기침을 제한한다.
④ 처방에 따라 진통제를 투여한다.
⑤ T-tube의 관이 막히지 않았는지 자주 확인한다.

정답

04 ③
수술 직후 심호흡과 기침을 격려하여 폐합병증을 감소시킨다.

췌장염(이자염) 간호관리

1. 병태생리로 보는 췌장염(이자염)

췌장염은 남성에게서 많이 발생하는 질환이다. 급성 췌장염의 발병률은 남성이 여성의 약 2배이며, 만성 췌장염의 발병률은 남성이 더욱 높아 여성의 3배에 달한다.

병 인	• 과도한 알코올 섭취(남성에게서 흔함) • 췌장 효소에 의한 자가소화 • 특발성(원인불명) • 담석(여성에게선 흔함) • 과로, 스트레스 • 낭성섬유증(소아)
병 태	• 췌장조직의 자기소화 • 불규칙한 췌관(협착, 확장) • 췌장실질의 괴사 • 혈관벽의 파괴 • 췌장 농양 • 부종, 출혈, 지방괴사 • 복막염 • 상장간막동맥폐쇄증 • 췌장분비기능의 저하
증 상	• 쇼크 • 혈압저하 • 의식장애 • 명치에서 방사되는 지속적인 상복부통(상체를 구부린 자세에서 통증 감소) • 구토, 호흡곤란 • 신부전(핍뇨)
진 단 및 검 사	**진단** • 복통, 수반증상 관찰 • 췌장 효소의 상승 관찰 **검사** • 복부 초음파 검사 • 혈액검사 (혈청 아밀라아제↑, 혈청 리파아제↑) • 소변검사 • 방사선 영상검사 • 복부 CT 검사

	췌장효소의 활성화 억제	통증관리	외과적 치료	합병증에 대한 대증요법
치료 및 간호	• 음식섭취금지 • 단백분해효소 억제제 • 항산화제, 췌장 효소분비 억제제, 단백효소길항제	• 항콜린제 • 길항성 • 진통제 (meperidine) * Morphine은 췌장 파열의 위험이 있으므로 금지	• 감염성 췌장 괴사 • 경피적 배농술로 대처할 수 없는 췌장 농양 • 소화관 천공이나 협착 등 소화관 합병증 • 담도계의 합병증	• 쇼크 : 신속한 수액공급 • 호흡기장애 : 산소투여 • 신부전 : 복막관류나 지속적 혈액여과투석, 혈장교환 • 감염증 : 항균제 사용

급성 췌장염과 만성 췌장염의 비교		급성 췌장염	만성 췌장염
	원인	• 알코올 • 담석증 • 외상	• 만성 알코올 중독 • 급성 췌장염의 만성화 • 낭성섬유증(소아)
	증상	• 지속적인 상복부 통증 • 오심, 구토 • 발열 • 빈맥 • 황달(드물다) • 출혈 • 복막염, 늑막삼출 등의 합병증 • 복부팽만	• 타는 듯한 상복부 통증 • 지방변 • 오심, 구토 • 체중감소 • 복부팽만, 복부강직 • 고지혈증, 고혈당 • 호흡곤란 • 저칼슘혈증
	진단	• 혈청 아밀라아제, 혈청 리파아제 상승 • WBC 증가 • 고혈당, 고지혈증, 고빌리루빈혈증, 저칼슘혈증	• 혈청 아밀라아제, 혈청 리파아제 수치 정상이거나 약간 상승 • 빌리루빈, 알칼라인 포스파타아제 상승
	치료 및 간호	• 진통제 투여(모르핀 금지) • 항콜린성 제제, 히스타민 길항제, 항생제 투여 • 저단백, 저지방식이를 소량으로 자주 하도록 하고, 음주 및 자극성 음식을 금한다.	• 진통제 투여 • 이완요법, 마사지 • 기름진 음식이나 과식을 피하고 소량의 음식을 자주 섭취하도록 한다. • 고열량, 고탄수화물, 고단백, 저지방식이 권장 • 제산제, 췌장효소 등 투여

2. 췌장염(이자염)의 간호중재

간호문제	간호진단	간호목표
• 췌장 피막의 팽창, 국한성 복막염에 의한 복통	• 췌장성 염증, 효소 누출과 관련된 급성 통증	**복통 해소** • 혈중, 소변, 복수 중에 췌장 효소가 정상치가 된다. • 통증에 의한 신체 상태의 변화가 없다. • 복통을 증강시키는 요인을 이해하도록 한다. • 복통을 일으키지 않도록 생활 습관을 이해하도록 한다.
• 화학적 염증 반응에 따른 혈관 투과성 항진, 발열, 설사, 흉수나 복수 등에 의한 순환 혈액량의 감소	• 저혈압, 저산소혈증으로 인한 쇼크 및 위험 상태	**순환 혈액량 유지** • 적정한 순환 혈액량이 유지되고 조직의 저산소증에 의한 합병증을 일으키지 않도록 한다. • 수축기 혈압이 기준 범위 이내가 되도록 한다. • 호흡 수가 기준 범위 이내가 되도록 한다. • 동맥혈 가스 분석 값이 기준 범위 이내가 되도록 한다. • 소변 양이 기준 범위 이내가 되도록 한다. • 혈중 요소 질소, Cr가 기준 범위 이내가 되도록 한다.
• 치료상의 제한, 췌장염의 수반 증상, 췌장 외분비기능 장애로 인한 영양 상태 악화	• 필요량 이하의 영양 섭취로 인한 영양 불균형	**영양 상태 회복** • 병태에 따른 방법으로 음식을 섭취하고 영양 상태를 적절하게 유지한다. • 복통 및 설사가 관리된다. • 췌장염을 악화시키는 식습관을 설명한다. • 췌장염 식사요법의 요점을 설명한다. • 영양 상태를 나타내는 혈액 검사 값이 기준 범위 내가 되도록 한다. • 체중이 기준 범위 내가 되도록 한다.
• 췌장 내분비기능 장애에 따른 불안정한 혈당	• 혈당 불안정 상태	**평균 혈당치 유지** • 혈당치가 기준 범위 내가 되도록 한다. • 당을 감내할 수 있는 기능 이상의 원인을 설명한다. • 혈당 관리의 필요성, 방법을 설명한다. • 식이 요법의 요점을 설명한다.

간호수행

복통 해소

- 환자와 상의하여 통증을 완화하는 체위를 연구한다.
- 통증 시 meperidine(Demerol)을 투여한다(Morphine은 평활근을 수축시켜 췌장 파열의 가능성이 있으므로 금기).
- 지시된 항생제와 단백 분해 효소 억제제를 정맥 투여한다.
- 단백질 분해 효소 억제제와 항생제의 지속 동맥 주사 요법을 하는 경우는 정확하고 안전하게 투여할 수 있도록 관리한다.
- 경비위관을 삽입하여 위액의 지속 흡입이 이루어지는 경우에는, 관리 및 위관 삽입에 의한 고통이 최소화하도록 고정 방법을 연구한다.
- 복통의 원인과 고통을 증강시키는 요인을 설명한다.

순환 혈액량 유지

- 호흡 관리 및 수액 관리를 실시하고, 지시된 약물을 정확히 투여한다.
- 지속적인 혈액 여과 투석이나 복막 관류를 하는 경우, 관리를 하고 침습 치료에 따른 환자의 통증을 경감한다.

영양 상태 회복

- 식이 요법은 환자의 생활과 취향을 고려하여 무리가 없는 범위에서 실시할 수 있도록 함께 의논한다.
- 음식물은 췌장효소분비를 증가시키므로 급성기에는 구강 섭취를 제한하고 수액을 공급한다.
- 경구 섭취가 가능해지면, 적은 양을 자주(1일 4~5회) 천천히 먹도록 한다.
- 고지방식, 고칼로리식, 알코올, 카페인 등의 섭취를 피하고 지용성 비타민(A, D, E, K)을 충분히 섭취하도록 한다.
- 퇴원 후 저단백, 저지방, 탄수화물 식이를 조금씩 자주 섭취하도록 한다.

평균 혈당치 유지

- 지시된 인슐린을 투여하고 영양사와 영양에 대해 상담한다.
- 혈당 조절과 인슐린 치료의 목적, 방법, 주의점 등을 설명한다. 그리고 고혈당증상·저혈당증상과 각각의 대처 방법을 설명한다.
- 췌장염 증상의 악화 방지와 내당능 이상을 근거로 한 식사 요법을 설명한다.

췌장염(이자염) 포인트 리뷰

셀프 복습 문제

급성 췌장염

01 급성 췌장염에 대해 기술해보자.

① 원인 : ________, ________, 외상

② 증상 : 지속적인 ___________통증, 오심, 구토, 발열, 빈맥, 황달, 출혈

③ 진단

a. ____________ 및 ___________ 상승

b. ___________, ___________, __________, ______________

④ 치료 및 간호

a. 진통제 투여(_______금지)

b. ________, ________식이를 소량으로 자주 하도록 하고, 음주 및 자극성 음식을 금한다.

정답

01 ① 알코올, 담석증
② 상복부
③ a. 혈청 아밀라아제, 혈청 리파아제
b. 저칼슘혈증, 고지혈증, 고혈당, 고빌리루빈혈증
④ a. 모르핀
b. 저단백, 저지방

만성 췌장염

02 만성 췌장염에 대해 기술해보자.

① 원인 : _______중독, __________의 만성화

② 증상 : 타는 듯한 _________통증, 지방변, 오심, 구토, 체중________, 복부팽만, 고지혈증, 고혈당, 호흡곤란, 저칼슘혈증

③ 진단 : ________ 및 ________________상승

④ 치료 및 간호

a. ________, ________, _________등 투여

b. 이완요법, 마사지

c ____________이나 ______을 피하고 소량의 음식을 자주 섭취하도록 한다.

02 ① 알코올, 급성 췌장염
② 상복부, 감소
③ 빌리루빈, 알칼라인 포스파타아제
④ a. 진통제, 제산제, 췌장효소
c. 기름진 음식, 과식

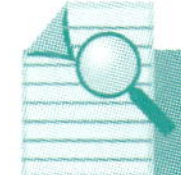

핵심 정리 문제

01 급성 췌장염의 특징적인 증상이 아닌 것은?

① 혈청 아밀라아제 증가
② 혈청 리파아제 상승
③ 백혈구 증가
④ 저칼슘혈증
⑤ 혈당 감소

02 급성 췌장염 환자에게 나타나는 증상으로 옳지 않은 것은?

① 상복부의 극심한 통증
② 오심, 구토
③ 고혈압
④ 빈맥
⑤ 발열

03 만성 췌장염의 증상으로 옳은 것은?

① 하복부 통증
② 체중 증가
③ 혈청 내 리파아제 감소
④ 혈청 내 아밀라아제 상승
⑤ 저혈당

정답

01 ⑤
혈당은 증가한다.

02 ③
저혈압이 나타난다.

03 ④
* 만성 췌장염에서는 좌상복부 통증, 오심, 구토, 체중감소, 복부팽만, 리파아제 상승, 아밀라아제 상승, 고혈당, 고지혈증, 저칼슘혈증, 지방변 등이 나타난다.

04 급성 췌장염 환자의 간호중재로 옳지 않은 것은?

① 모르핀은 Oddi 괄약근의 경련을 유발하므로 금지한다.
② 항콜린성 제제와 히스타민 길항제를 투여한다.
③ 급성 통증 시 금식하게 하고 비위관을 삽입한다.
④ 식사를 시작하면 고단백, 고지방, 고칼로리식이를 제공한다.
⑤ 고혈당이 나타날 수 있으므로 증세를 관찰하도록 한다.

정답

04 ④
급성기에는 금식했다가 식사를 시작하면서부터는 고단백, 저지방 식이를 제공하도록 한다.

05 만성 췌장염 환자의 간호중재로 옳지 않은 것은?

① 기름진 음식의 섭취를 금한다.
② 음주와 흡연을 금한다.
③ 고단백, 저지방의 자극이 없는 음식을 제공한다.
④ 식사는 소량씩 자주 섭취하도록 한다.
⑤ 췌장효소는 식후에 물과 함께 복용하도록 한다.

05 ⑤
췌장효소는 식전이나 식사 중에 물과 함께 복용한다.

췌장암(이자암) 간호관리

1. 병태생리로 보는 췌장암(이자암)

일반적으로 췌장암이라 하면 췌관암을 말한다. 그리고 췌내분비종양에는 글루카곤종, 인슐린종, 소마토스타틴종 외에도 가스트린종, VIPoma가 포함된다. 60~70%가 췌장머리에서 발생한다. 췌장암은 암 진단 후 5년 생존율이 가장 낮은 암으로 조기 발견을 위해 정기적인 검사가 필요하다. 예방을 위해서는 고지방 · 고칼로리 음식을 절제하고 과일과 채소를 충분히 섭취한다.

병 인	• 췌관의 암 발생 • 외부환경인자 : 흡연, 식습관, 음주 등 • 내부환경인자 : 당뇨병, 만성 췌염 등의 합병증

병 태	• 췌두부암(이자머리암)은 황달을 초래함 • 췌관압의 상승에 의한 췌장염의 발생 및 암의 신경 침윤 • 만성 췌장염 • 황달 • 당뇨병의 발병

증 상	• 식욕부진, 오심, 구토, 황달 • 허리 등쪽의 통증 • 상복부의 극심한 통증 • 체중감소 • 야간에 더욱 악화(밤중에 자주 깸)

진 단 및 검 사	**검사** • 스크리닝을 위한 검사 – 췌장 효소 – 종양표지자 – 초음파 – 조영CT, X-선 검사, MRI 검사 • 확정진단을 위한 검사 – MRCP(MR 담관췌관 조영) – 초음파 내시경 – ERCP(췌액, 찰과세포진) • 혈액 검사 – 혈액 내 리파아제, 아밀라아제 상승
치 료	**폐쇄황달** • 피부간경유 담관배액술(PTCD) • 내시경적 담관배액(EBD) **수술요법** • 근치절제 **화학요법** • 겜시타빈 **완화 관리** • 담도 폐쇄(담관 우회로술 등) • 소화관 폐쇄(우회로술) • 통증 치료(경피적 복강신경절 차단)

2. 췌장암(이자암)의 간호중재

간호문제	간호진단	간호목표
• 혈당 관리가 적절히 이루어지지 않음	• 혈당 불안정 상태	**정상 혈당치 회복** • 혈당치와 식사·약물 투여의 관계를 이해시키고 혈당을 관리하기 위한 적절한 생활 습관 및 행동을 계속하도록 한다.
• 배출 관리가 제대로 이루어지지 않음	• 비효율적인 자기 관리	**원활한 배출 관리** • 배수가 안전하고 확실하게 이루어지게 한다. • 드레인 장착으로 인한 고통·불편이 완화된다.
• 소화 및 흡수가 저해되어 영양 상태 저하	• 구토 및 오심, 비위관 흡인 등과 관련된 영양부족	**정상적인 영양 섭취** • 소화 효소 약물 복용의 필요성을 이해하고 올바르게 복용한다. • 영양 상태를 향상시키고 유지하는 데 적합한 식사 섭취 방법을 이해하고 실천할 수 있도록 한다.
• 설사가 지속된다.	• 물 설사 • 배변 횟수의 증가	**설사 증세 해소** • 설사를 완화하는 생활 행동을 몸에 익혀 습관화하는 동시에 설사가 일상생활에 미치는 영향을 최소화하면서 생활하도록 한다. • 필요한 약물 치료에 대하여 이해하고 올바르게 복용할 수 있다. • 설사가 악화되거나 완화되는 요인과 음식에 대해 이해하고, 그에 대한 조치를 취할 수 있다.

간호수행

정상 혈당치 회복

- 혈당치 자가 측정 및 내복약 관리, 인슐린 자가 주사 등을 적절하게 수행하고 있는지 확인한다.
- 질병에 대한 치료의 영향과 혈당 조절의 필요성을 설명한다.
- 혈당치를 안정시키기 위한 식이요법에 대하여 가족을 포함하여 지도한다.
- 혈당 강하제(내복, 피하 주사)의 약효와 투여 방법을 설명하고, 저혈당 때의 증상과 대처 방법을 설명한다.

원활한 배출 관리

- 드레인의 일탈이나 굴곡이 없도록 적절하게 고정한다.
  - 배출을 굴곡시키거나 당기거나 배수를 역류하지 않도록 취급 방법을 지도한다.
  - 배출 장치가 있어도 몸을 움직일 것을 설명하고 안전한 방법을 지도한다.

정상적인 영양 섭취

- 소화 효소 약물 복용과 매일의 식사·간식의 섭취 목표량에 대해 의사, 약사와 상의한다. 또한 영양 보조 식품, 구강 성분 영양제 등의 섭취에 대해 의사, 영양사와 상담한다.
- 췌장의 기능과 소화·흡수의 관계에 대해 설명한다.
- 소화하기 쉬운 음식 섭취의 필요성과 구체적인 방법을 설명한다.
- 소화가 잘되는 부드러운 저지방 고열량식을 소량씩 자주 섭취하도록 한다.

설사 증세 해소

- 환자의 체중 변화와 탈수 증상을 세심하게 관찰한다.
- 적절한 지사제(Antidiarrheal drugs), 정장제 등을 투여한다.
- 충분한 수분을 보급하고 탈수를 방지한다.
- 설사의 원인에 대해 설명한다.
  - 설사를 일으키기 쉽거나 일으키기 어려운 식품과 섭취 방법을 설명한다.
  - 수분 보급, 항문부의 청결유지 등 설사에 의해 일어나는 2차적 장애를 막기 위한 대처법을 설명한다.

췌장암(이자암) 포인트 리뷰

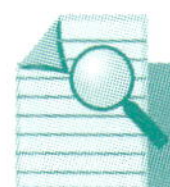

셀프 복습 문제

개요

01 췌장암에 대해 기술해보자.

① 췌장암은 ____________이 가장 낮은 암으로 조기 발견을 위해 정기적인 검사가 필요하다.

② 예방을 위해 ________, ________음식을 절제하고 과일과 채소를 충분히 섭취한다.

③ DDT, 벤지딘 등의 화학물질에 노출되지 않도록 주의한다.

원인

02 췌장암의 위험인자를 나열해보자.

______________________________ 등

증상

03 췌장암의 증상을 나열해보자.

______________________________ 등

간호

04 췌장암의 간호

① 환자의 ______변화와 ______증상을 세심하게 관찰한다.

② 소화가 잘되는 부드러운 ________을 소량씩 자주 섭취하도록 한다.

정답

01 ① 진단 후 5년 생존율
② 고지방, 고칼로리

02 흡연, 비만, 만성 췌장염, 육류 위주의 식습관, 당뇨병, 가족력 등

03 체중감소, 명치부위 복통, 황달, 지방변, 구토, 오심 등

04 ① 체중, 탈수
② 저지방 고열량식

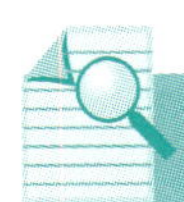

핵심 정리 문제

01 암 진단 후 5년 생존율이 가장 낮은 암은?

① 간암
② 대장암
③ 위암
④ 췌장암
⑤ 폐암

02 다음 중 만성 췌장암의 위험요인이 아닌 것은?

① 당뇨병
② 가족력
③ 급성 췌장염
④ 만성 알코올 중독
⑤ 육류 위주의 식습관

정답

01 ④
췌장암은 진단 후 5년 생존율이 가장 낮은 암으로 조기 발견을 위해 정기적인 검사가 필요하다.

02 ③
만성 췌장염이 위험요인이 된다.